Lisa Miller

The New Science
of Spirituality and Our Quest
for an Inspired Life

内 在 觉 醒

关于联结、疗愈
与提升复原力

U0395010

THE
AWAKENED
BRAIN

[美] 丽莎·米勒 著　　李春梅 译

上海社会科学院出版社
SHANGHAI ACADEMY OF SOCIAL SCIENCES PRESS

献给菲尔（Phil），爱你

声 明

本书旨在帮助读者了解书中讨论的话题，不能以此为依据进行任何病症的诊断或治疗。在做任何关乎您健康的决定之前，请务必咨询医生。

书中涉及的所有患者姓名及其身份细节均已做相应处理。

我们所在的世界拥有伟大的隐秘，在它面前，我们永远会像好奇的孩童般驻足。

——阿尔伯特·爱因斯坦

真相必现

那是 2012 年夏天。我在走廊里匆匆前行，这里是哥伦比亚大学医学院精神病学实验室，狭窄的走廊里亮着灯，我一手端着咖啡，大脑飞速运转。奋战了数月之后，我们的磁共振成像（MRI）团队终于能在今天看到研究结果了。统计分析专家拉维（Ravi）在走廊追上我，他的眼睛睁得大大的，一贯平静的脸上露出震惊的表情，他双手颤抖地攥着一叠纸。

"这些数据我运行了很多遍，"他说，"每一次的结果都令人惊讶。"

在将近一年的时间里，我们团队一直致力于设计与实施一项前沿研究，试图通过探究大脑来帮助预防抑郁症。拉维的工作离不开机器和数据，终日不停地按按钮、收集数据、根据结果建立模型、再运行数据。今天，他将向我们展示研究结果的初步分析，这会告诉我们，灵性对预防或抵抗抑郁症究竟能否起到一定作用。我热爱科学研究的每个方面——研究问题对我的吸引和推动，寻求最佳途径来验证真相的艰难和辛苦——但我尤其喜爱的还是这个部分：第一次数据推算。数据会引领我们看到令人激动的图景，我们期待它能帮助我们发现缓解精神痛苦的新途径。

当今时代，人类正经历着前所未有的精神痛苦。抑郁、焦虑、药物滥用现象已在全球蔓延。2017年，在全美药品使用与健康调查中，超过半数的调查对象——6660万美国人承认在近一个月内有过酗酒，2000万人已达到药物使用失常的标准。31%的成年美国人在人生的某个阶段会产生焦虑障碍，19%的人则随时都可能。世界卫生组织报告称，全球有2.64亿人患有抑郁症，在全球致残病症耗资榜上，抑郁症已位列第三。每年有1700万美国成年人患上抑郁症。目前，有超过16%的处在青少年后期的年轻人面临抑郁，而因抑郁症引发的自杀已成为青少年的第二大死因，仅次于车祸引发的死亡。

在我任教的哥伦比亚大学，2016～2017年间有8名学生死于自杀。2019年的一项研究调查了108所美国大学，共有超过67000名大学生参与调查，结果发现其中有20%的学生有割腕等自残现象，24%的学生产生过自杀意念，9%的学生曾有过自杀举动。

我们的心理健康危机的确会危及生命，但我们当中还有很多人，处于一种看起来不那么严重却也很痛苦的状态：倦怠、慢性应激；无法专注、无法与他人建立联结；疏离隔阂、孤立无援；生活优渥，但仍感觉局促、空虚、与世隔绝。即使在我们体验成功与满足的时候，我们可能也会觉得快乐不止于此——生活还可以更愉悦、更有收获、更有意义。

似乎我遇到的每一个人，身边都有家人、兄弟姐妹、伙伴或好友，在经受抑郁、焦虑、滥用药物或慢性应激等精神障碍的折磨。而我们却对深爱的人或是在挣扎中的自己无能为力。目前我们主要的抗抑郁疗法——心理疗法和药物疗法，如 SSRIs（一类抗抑郁药品）——只对某些人有效，对其他人则收效甚微。只有一半接受治疗的患者会在药物干预一年后症状消失，还有 20% 的患者部分症状消失；而且药物疗效并非持久性的——一旦停药，抑郁或焦虑症常常会复发。

目前，我们的身心健康已面临毁灭性的危机。所以，我希望今天实验室开会的结果能为这个危机找到一点可持续的解决方案。拉维跟着我走进房间，屋内已坐满了人，我们穿过人群，挤进长长的木板桌旁最后两个空位。他用手指咚咚咚地敲着那叠纸。

拉维工作时一贯保持客观公正、审慎镇静的态度。"我们可以从扫描仪上读取数据，"他说，"但我严重怀疑我们找不到什么有价值的东西。"默纳·韦斯曼（Myrna Weissman）也同意这个说法，她是磁共振成像团队最资深的专家，曾力保这项研究的资助基金。她说："若能发现灵性与抑郁之间有任何联系，我都会十分意外，不过我们还是要看一下结果。"

当代心理疗法认为，灵性和宗教的特点是建立一套依赖或防御系统，这套系统给予人们慰藉和信念，从而支撑其度过人生中的艰难时刻。而在我们的领域，关于灵性的研究甚少，它几乎是一个未知元素。在过去二十年的职业生涯中，我惊讶地发现许多临床和流行病学证据表明，灵性对我们的精神健康可以起到保护作用。但我们能否观测出灵性的实质生理机能对我们的健康和成长起到的作用呢？我们在大脑中观察不到灵性，到底是因为它对精神健康不重要，或是无法测量，还是因为尚未有人观察过？

默纳清了清嗓子，开始开会。

"让我们用几分钟来回顾一下磁共振结果，"她说，"我想拉维已经整理出了实验结果的最新资料。"

我们团队曾使用过默纳提供的多代实验样本，包括临床抑郁症和非抑郁症妇女，以及她们的孩子和孙辈。我们分别对有高遗传风险和低遗传风险的人群进行磁共振扫描，观察抑郁症和非抑郁症参与对象的脑部结构是否有规律，以便我们能开发出更具靶向性、更有效的疗法。

我们还增加了一个新的更具争议性的研究问题。这是一个在临床医学文献中被广泛用于量化内在生命的重要问题，我们请所有实验参与者回答：你个人认为，宗教或灵性对你有多重要？除了要对比抑郁症和非抑郁症参与者的脑部结构外，我们还希望看到灵性与脑部结构是如何产生联系的，以及灵性与抑郁风险有多大的相关性。

拉维脸上依旧是一副愕然的表情，他双手发抖地把那叠资料发到每个人手中。我从中取了两页的彩色资料，纸面还留有打印机的余温。我快速扫视纸上的实验结果，寻找令拉维如此紧张的信息。很快，我看到了。

资料的上半部分有一个黑色方框，里面是两个脑部扫描图：左图是弱灵性参与者的脑部合成图——弱灵性指的是，对他们来说宗教或灵性的重要程度为中等、较弱或很低；右图是具有持久强灵性的参与者的脑部合成图——对他们来说，宗教或灵性的重要程度很高。

而真正让我心跳加速、激动不已的，是两图之间的差别。

左边的脑图上——弱灵性脑——断断续续地布满红色的小斑点；而右边的脑图上——稳定的强灵性脑的神经结构——有着巨大的红色线束，规模至少是左图红色斑点的五倍。实验结果清晰无比、令人震惊，我简直无法呼吸。

强灵性脑比弱灵性脑更健康、更有活力。而且，在抑郁脑（弱灵性脑）中已经衰弱萎缩的同一区域，强灵性脑的结构相对更厚、更强壮。

房间里一片寂静。

"这与我们的预期完全相悖。"拉维说。

空调低沉的轰鸣回荡在寂静的房间。突然，房间后面响起一声轻笑。

"好了好了，丽莎。"有人说道。

我最亲密、最珍贵的同事们对此表示怀疑。但数据具有说服力，灵性显示出对精神痛苦的预防作用。

磁共振结果开启了一个重要时刻，从那时起，我一步步接近那个突破性的发现：每个人都拥有一颗觉醒的大脑。每个人都被赋予一种与生俱来的能力，能够觉知到一个更大的实相，并有意识地与我们的生命元力相连接，这股力量会走入、贯穿并围绕着我们。无论我们是否参与灵性体验，是否坚守信仰传统，无论我们信仰宗教还是相信灵性，我们的大脑对灵性的意识都有一种天然的偏好和连接。觉醒的大脑是一套神经元回路，让我们更完整地看待这个世界，提升我们个人、社会和全球的幸福感。

当处于觉醒状态时，我们会感觉更满足、更自在，并与他人建立联结，以更宽广的视角做决策。我们从孤立无援变得内心充满联结；从分裂排他变得仁爱无私；从只关注自己的悲伤困境与得失，变得着迷于探究生命的意义。我们不再生活在"东拼西凑"的人设模式中，也不再在乎他人对自己碎片化的认识，而是努力成就自己，从根本上认识爱、联结，以及来自生活的指引和惊喜。

开始的时候，我并没有研究灵性本身。觉醒大脑的发现，始于我的一个愿望，我希望能够了解人类的韧性，帮助那些痛苦的人们摆脱困境。但渐渐地，那些引人注目的数值，以及病人们受伤和治愈的故事，让我意识到，灵性的经验才是治愈之旅中至关重要的部分，但它常常被忽略。

那么，什么是灵性呢？其实我们当中很多人都有过此类经验。比如，和另一存在或大自然深度联结的瞬间；一种敬畏感或超然体验；一次令人震惊的共时性现象，或某个时间，一个陌生人的出现改变了你的命运；你感觉被某种比你强大的力量控制，或被启发，或被鼓舞——这也许是一种更高力量（higher power），也许是大自然或整个宇宙，甚至是在音乐会或运动会上的灵光乍现。这些都是灵性的体验。

我是个科学家，不是神学家。关于信仰的传统研究涉及很多本体论的问题——现实的本质是什么？我们为何在此？上帝或者更高力量是否存在？它们把我们引向何方？作为科学家，我不研究这些问题。我研究人类如何在有限的生命里成就和发展自己。

我发现觉醒的大脑不仅与生理学密切相关，也对我们的健康和各项机能至关重要。觉醒的大脑包括一系列内在的觉察能力，每个人都具备这些能力，通过它们，我们能够体验爱、联结、融合，以及感受到来自生命的指引并与生命对话。当我们运用这些觉察能力时，我们的大脑就变得结构更健康、联结更紧密，我们的心理也会变得更健康：抑郁、焦虑和滥用药物的症状大为减轻；更多积极的心理特征（诸如果敢、韧性、乐观、坚毅）以及创造力等，也会一并呈现出来。

觉醒的大脑并不只是为我们提供了一个心理健康的模型。在如何生存、如何引领和如何联结的问题上，它还为我们建立了一种新的行为范式，能够帮助我们更加清醒有力地面对人性最极致的挑战。我们可以怀揣着更大的目标，使工作和学校文化朝着更有意义的方向发展。我们可以改良政府、卫生和社会服务机构，使它们服务于大众。我们互联互通，共担责任，只有这样，我们才能认清自己的选择及其产生的后果。我们可以尝试进入一个更大的意识领地，在那里，我们更好地与自己的内在力量、与他人以及所有生命结构相联结。

每个人都可以拥有觉醒的大脑，它就在我们的神经回路中。但我们需要与它建立联系。我们要学着强化这块肌肉，否则它就会萎缩。我看到了我们自身存在的诸多问题，比如领导力、教育、社会公正、环境和心理健康等，它们都源于同一个问题：未觉醒的意识。这是一种人人皆有的疗愈能力，只是尚未建立联结或未经培育，因而未被使用就胎死腹中了。总之，心病还须心药医。

每个人都有充分开发内在潜能的能力，这样我们才能充分意识到爱、内在互联并欣赏生命的演进。觉醒的大脑不仅帮助我们建立信念以及对世界的认知，它还是一个内在透镜，让我们看到最真实和广阔的现实：所有生命都是神圣的，我们从不曾独行。我们的大脑能够觉察并接收到那些充满鼓舞、启迪和最终疗愈我们的信息。

几十年以来，我在临床、流行病学、神经科学等方面的经历，以及个人的体验，带我见识了世间种种：从麻烦迭出、充满病人无理要求的精神病院病房，到生活乏味的中年父母因不忠而撕扯扭打最终走向离婚；从关在少年犯管教所的农村少年，到五角大楼的最高统帅和决策者；从数据庞大的统计调查，到近距离实时脑成像研究以及 DNA 检测；从我的病人和学生的成长疗愈，到我自己发生脱胎换骨的转变。

这本书讲述了我是怎样发现觉醒的大脑的，它为什么重要，以及我们日常如何培养它。

本书讲述的也是一个关于人类可能性的故事——人生路上，我们或许会身陷荆棘之丛，误入荒漠之地，但总有一条治愈之道，带领我们成为完整的人。

目 录

CONTENTS

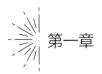

第一章

本也无能为力

我们真的比病人自己更了解他们的病情
吗？会不会有另外的诊疗途径？能不能少一
点病态分析和归因，多一点倾听？

一声长长的低沉嚎叫打破了病房的宁静清晨，随后又接着一声尖叫。狭小的办公室里，实习生和住院医生们都在忙着填表，我听到声音便迅速冲出了出去，做好准备随时应对发病的病人。我还没来得及识别尖叫的来源，一位护士就从拐角处匆匆走来，端着一托盘的药瓶和无菌注射器走进一间病房。不一会儿，世界恢复了安静。荧光灯照在青绿色的墙面和灰色的地毯上，发出刺眼的光。

　　那是1994年的秋天。我刚在宾夕法尼亚大学读完心理学博士，选择到曼哈顿一家精神病院的住院部进行临床实习。这家医院是顶级大学医院网络中的一部分，位于心理健康治疗临床研究发展的中心。因为在美国其他主流城市医院中，临床治疗方法和护理标准都大体相同，我就称我所在的病区为6号病区。6号病区的病人们在种族、年龄上都各不相同，很多人生活艰辛，病情反复发作，需要反复就诊，还有些人要和药物滥用作斗争。有时，为防止他们自杀或杀害他人，警察会将其强行带到医院急诊室。

　　这所医院不是最好的选择——医疗保险充足的人通常会去其他医院——也不会是他们治疗之旅的终点。来到这里并不意味着

"被下放到偏僻农村"，很多医生和病人用这个委婉用语指代纽约北部的一家精神病院，那里的病人需要长期治疗。而我在这里遇到的病人，都是反复确诊、多次入院的，他们的病历本足有三四英寸厚。我是住院部的四个实习生之一，我们每个人每次要照顾两个住院病人和八个门诊病人。每天早上 8 点开团队例会，精神科医生、心理科医生、社工、护士和助理聚在一起，了解前夜到早晨的病人情况——病人吃了什么，洗澡和睡眠怎样，是否发病等。"琼斯先生不洗澡，好难闻，"一个助理这样汇报，"玛格丽特女士拒绝吃晚饭。"基本卫生和洗漱习惯的确与心理健康有密切关系，但我还是无法理解，一个致力于疗愈人们内心痛苦的医院，却要花大量的时间讨论病人的身体。大部分患者穿着医院的病号服，不穿便服，好像他们来医院是因为身体疾病而需要接受手术或者要进行卧床休息的理疗。

我第一次走入精神病院的时候，也发现了同样的现象。那是在 20 世纪 70 年代中期，我当时 8 岁。那时，我亲爱的奶奶埃莉诺在芝加哥大学攻读心理学，需要在大学和爱荷华的家之间不停地往返。她曾带我看望一位住院的好友，她们从小玩到大，相伴几十年。我很早就听奶奶说起这位西莉亚姨妈，但她和我并无血缘关系。来到医院，我发现她看起来并没有生病，这一点我很想不通。她身上既没有绑绷带，也没有连任何仪器。她笑容灿烂，还很幽默。但她和那层楼住的其他病人一样，被困在小房间里一张狭窄的床上，脸上露出痛苦的神情，眼神茫然地看向远方。我能感受到很多病人遭受的痛苦，也能看出西莉亚姨妈和其他病人有多么孤立无援，这令我震惊不已。后来，我了解到，在传统机构中，病人只能接受药物注射，或穿上约束衣，或接受休克疗法。而埃莉诺奶奶则因做了一些积极的尝试而闻名，她与州政府医院合作，为医院或其他机构的病人实施一些不同于以往的先进的心理疗法；她还提议像西莉亚姨妈一样的病人应该被送到老年护理中心，在接受长期医疗护理的同时培养更强的社群意识，享受更多的救助。

自那年我看望西莉亚姨妈之后的二十年间，心理健康治疗水平在很多方面都有了长足的进步。6号病区的35位病人没有受困于约束衣、关禁闭或被遗忘。我们把医院运行成一个疗愈社区，病人们每周参与大大小小的心理治疗小组，与他们指定的医生进行短时日检。病人们可以自由出入病房，在交流区聊天或参与活动。医生们均受过一流训练，会给病人们更深度的关照。

我们主要采用心理动力模式作为主要心理疗法。在这个模式下，我们帮助病人通过梳理过去的经历，获得洞察与觉醒，从而释放当下的痛苦。从理论上讲，如果病人能够理解他们的愤怒或童年创伤，他们就能释放这些痛苦并不再受控于此。走出痛苦的途径就是直面痛苦，获得领悟。挖掘痛苦回忆，重新体验不适，以提升意识感知能力。

在精神病学方面，医院采用精神药物学方法，通过药物来缓解病症或消灭病症。我非常感激那些能够缓解急症病人痛苦的药物。但来到医院的最初几周，我便开始疑惑，我们是否可以做得更多，有没有更好的帮助病人长期治疗的方法，彻底阻断那扇住院诊疗和门诊服务之间的旋转门。

在团队早会后，实习生们会去查看自己负责的病人，去病房探访或在病区内找他们询问情况。对于四五十岁、六七十岁以及更老的病人来说，他们已经忍受了几十年的痛苦，已经是第六或第七次进入病房了，而负责他们的人是一个 26 岁的实习生，才来病房 3 周，也不提前通知，就来谈 20 分钟的话。年轻的实习生身穿职业装，而饱受病痛折磨的病人只有一件劣质的后背敞开的病号服。他们非常清楚，6 个月后，等眼前这批实习生结束实习，下一批实习生到来的时候，整个询诊过程都会原封不动地再来一遍。我想知道，我们真的比病人自己更了解他们的病情吗？会不会有另外的诊疗途径？能不能少一点病态分析和归因，多一点倾听？

随着夏天结束秋天到来，我越发沮丧。往好处说，这种治疗方式看起来没什么用；严重点说，这简直就是毁灭性的悲剧。我们可以提供一种药物疗法暂时缓解病痛，或是尝试进一步探究童年创伤为何如此之重，但这些都不是真正的治愈。当一个病人敞开心扉叙述他真实的病情，却不符合我们的心理分析模型时，我们有时会关上治愈之门。

我和另一个实习生一起负责一个每周治疗小组，他严格遵循理论，观点非常强势，甚至是固执己见。他认为小组心理分析的目的就是解释并发布我们对病情的预测。他想要病人们解释对彼此的看法，并让病人认识到他们自己是如何误解他人的，然后他可以将他们的谈话看作是病人所受创伤的心理投射。有一次，一名被诊断为精神分裂症的妇女没有按规定说话，她说："我热爱祈祷，但我发病的时候再试图祈祷，听到的祷告词就完全不同了。"
我转头看着她，应声道："噢。"又俯下身子，请她继续说。但那位实习生打断了她。病人想继续说下去，他不耐烦地挥着手，对她的话不屑一顾。房间里一片寂静。"所以你是怎么看待我的呢？"他说，"横行霸道？你觉得是我在控制你吗？"病人或多或少已经猜出他是想让她解释对他的看法，并以此对病人多年前的个人经历或感觉进行预判。时至今日，我都很后悔没能阻止那个实习生，让病人继续说下去，很后悔我没有跟她说"再谈谈你刚刚说的祈祷吧"。从那时起，我就下定决心，不会关闭病人那扇倾诉的门。他们一旦打开那扇门，我就绝不再让它关上。

有时候，我们看起来是在帮助病人，但实际上却帮了倒忙，反而加重了他们的负担。我们强加给病人观点，告诉他们说，他们经历的那些可怕的、无处可逃的过往会对他们的生命产生很大影响，甚至吞没他们的整个人生。听到这样的话，他们最多也就是更清醒地认识到他们经历过怎样的苦难，以及这些苦难会怎样影响他们的余生。数十年来，我们的病人们反复回到医院，而一个又一个的心理治疗师，只是在帮助他们把自己年轻时的创伤故事建构得更加根深蒂固。

丹纳先生是我最初的几个病人之一，他五十多岁，衣橱里都是喇叭裤、皮夹克和皮帽子，俨然是 20 世纪 70 年代哈林区夜店走出来的人物。也正是在那儿，年轻的丹纳接触了海洛因并逐渐成瘾。他那时候的朋友后来几乎都死了；而他依然在吸毒，他的腿、胳膊、脖子上扎满了针眼。近二十年来，他曾多次因攻击性行为和突发妄想型精神病而被收治住院。他有两个病历夹，每个都有 15 厘米厚。

他当时才 56 岁，但看起来像 86 岁，他的身子看起来像被掏空了，弓着腰，透过衬衫清晰可见他突出的两侧肩胛骨挤在一起。他有一条腿几乎不能弯曲，因而走路要拄着拐杖。乱糟糟的头发、暗沉沉的脸色和脏兮兮的衣服，让他显得愈发堕落。但在他宽宽的下巴和闪亮的棕色眼睛里，我仍能依稀看到那个曾经帅气无比、神采飞扬的他。

我们第一次会面时，他就直接说到了他的童年创伤。"那是在北卡罗来纳州一个寒冷的冬天，"他这样开头，"我当时 4 岁，一直盯着我母亲的棺木。"

我被他的故事感动：他饱受失去母亲的痛苦，频繁辗转于亲戚之间，在十几岁时来到纽约，痴迷于派对和嗑药，好像只有这样才能消融那个无法忘记的冬日的寒冷。

我们第二次会面，他以同样的方式开始了谈话。"我当时 4 岁，一直盯着我母亲的棺木。"第三次，同样的故事，一如既往的悲伤挥之不去，他好像在完成一项任务。我翻看他之前的病历，发现病历本上写的全是相同的童年回忆。几十年的治疗中，他一直活在那个冰冷的丧母时刻。可以说，在某种程度上，这种治疗反而让他始终活在那个时刻。旋转门一圈圈地转，他反复被收治——出院——再被收治，每个新来的实习生都会问他同样的问题：他对那个时刻到底是什么感觉？他当时内心的想法到底是怎样的？他已经被训练到像被钉在那段记忆中一样，但他每次谈及那个时刻，却似乎没有在内心掀起多大波澜。

我试着跳出心理分析模式来问他问题。"你'现在'感觉怎样？"我问道，"这星期都发生什么了？有什么新鲜的事情吗？"我问了一些能让他回到现实的问题。他调整了自己的状态，坐直了一些，重新摆放了两腿之间的拐杖，身体前倾，直视着我的眼睛。

"几年以前，有一天我乘地铁，旁边有个身穿皮大衣的女人，"有一次会面时，他这样说，"我们就闲聊天。她全程都不知道我的衣服下面藏着枪，准备下车就去做坏事。"

在心理分析师的培训中，遇到这类谈话，分析师应当进行干预并且重新掌控局面，要说："你这么说话是要惹怒我吗？"但每次他要告诉我他干过的坏事时——他也干过很残忍的事，比如持枪抢劫，从未告知妻子自己是 HIV 阳性——我总有种感觉，他其实是在问："我能信任你吗？你的关心是真的吗？还是你觉得我一无是处？"

有时候精神分析也有不道德的一面，总是和病人有一种情感距离。当病人承认有愤怒或仇恨的情绪时，分析师可能只是看着病人，目光空洞地点点头，通常没有丝毫关切或鼓励的话语。这种疗法有利于控制冲动，但并不利于引导患者找到最好、最真实的自我。我当时年轻，没有经验，尤其抗拒做任何非专业的事情。但我感受到，如果病人和分析师的心理距离隔得太远，是不可能进行疗愈的，对个人的关心和联结一定是综合治疗的一部分。因此，我不再严格按照心理分析程序进行。我倾听、见证，我觉得我的首要任务不是挖掘丹纳先生的伤痛，或是让他对自己的错误负责，而是给予他深深的敬意和关注。写到这里，我想我可以说得更进一步，可以说我用爱拥抱他。

渐渐地，我注意到他的变化。他开始定期洗澡，理发。他说他打算干干净净地出院，远离毒品。在门诊治疗的前几周里，他确实能做到远离海洛因。有一天，他来诊室的时候，步伐轻盈，要知道他通常走路都很费力。"我想告诉你件事。"他说。在他的记忆里，这是他第一次把自己的残障救助支票兑换成现金，然后走进一家餐厅。"我坐下来。侍者走过来问我想要点什么，我点了一份牛排。侍者给我端来了我点的食物，我拿出刀叉吃饭，然后自己付账。"他站起身来，高高的个子，冲我咧着嘴笑，眼睛里闪着满足的光。

从表面上看，这是个再简单不过的举动，他点了份牛排，付了账。但在告诉我这个经历时，他是那么投入而充满自豪，再也不是一具被旧伤痛包裹着的空洞躯壳。那是一种全新的体验，全新的自尊，对生命的全新投入。他仍然无家可归，生活艰难。但他觉得自己配得上去餐厅吃饭了，配得上侍者问他要点什么，配得上接受服务了。

这次会面的最后，他站起身来，头抬得高高的。

我后来得知，住院期间，他的个人卫生一直保持得很好，那是他自十几岁嗑药以来，持续时间最长的一段清醒期。但好日子并没有维持下去，在我结束给他治疗的 18 个月后，他又开始嗑药了，又被收治住院。10 年后，我在一份警察局的拘捕记录里看到，他因持枪抢劫被捕。即使作为一个理想主义者，我这个实习生也无法想象他的生活有多么艰难，或者对他来说，戒掉几十年的毒瘾，同时还要和贫穷孤独作斗争，有多么困难，何况恐怕还远不止这些。但我在他身上看到的这些积极变化足以证明，医患之间的联结在疗愈中能够起到一定作用。投射、移情、反移情、自我和愤怒等心理分析框架是一种先验的概念，在某种程度上是有用的，但病人的成长和恢复并不总是符合这些概念。

在治疗丹纳先生的时候，我并不知道我在尝试使用一种新型疗法。但我慢慢意识到我们给予病人的关照是不够的，我在寻找并倾听更多的可能性。

那是个九月的清晨，药物分配完毕后病区恢复了安静，几个病人拖着脚步经过过道朝交流室走去，所有病人和医生都必须在那儿开每日例会。在这里工作大约三个月后，我认识到，这是和病人一起走的绝佳时机。因为这个时间空当，处于两个被安排好的时间点之间，那些非常害羞和沉默寡言的病人在这时才愿意和你分享重要的事。在走廊的尽头，我的新病人刘易斯·丹尼尔森站在他房间的门口，门半开着。

刘易斯是个 40 岁出头的消瘦男人，黑头发，皮肤苍白，眼神飘忽不定，因服用大量止痛药而说话含混不清。今天他却异常警觉活跃。

"米勒医生，"他向我招手说道，"过来一下。"病区的地形特点就是这样，最重要的交流都藏在最隐秘的角落——半开着的门后面那块三角地。

"米勒医生。"他又唤了一声，声音急切。

但我走到他那里时，一个负责清晨分药的护士也到了他的房间，递给他一个纸杯，里面是摞得高高的药片。

"我等你吃了药再走。"她说。

刘易斯快速地看了我一眼，神色清醒，然后眼睛看向地面，有条不紊地吞下药片。

我跟他一起走向早会地点，希望他能分享些他刚刚迫切想告诉我的事，可他只是盯着地板，不再说一个字。和医院的其他病人一样，刘易斯的药中含有抑制幻觉和妄想的成分。6号病区的大多数病人都被诊断为分裂性情感障碍——刘易斯也是一样——或双相情感障碍或重度抑郁症。但诊断病人有时就像朝墙上扔飞镖一样——猜测和运气各占一半。如果没有一个清晰有效的治疗计划，病人们只会依照惯例服用一定的药物以缓解痛苦，抑制他们波动剧烈的情绪和不时的暴力行为。病区领导是一个50岁出头的美籍意大利人，个子不高，黑头发，他在医院以真诚关爱病人和善良的微笑著称。他曾告诉我："我们用药物治疗病人是一种善举。"他是对的。药物的确消解了病人的不适，阻止了病情的发作；但药物也使他们昏昏欲睡，无精打采，有时甚至不能控制自己的肌肉运动：他们常会流口水、四肢不自觉地痉挛。我常怀疑我们的作用是不是只是消灭他们的症状，而不顾他们的内心痛苦。

刘易斯和我走进会议室，加入参加例会的其他病人和医生当中。那是个秋天的早晨，阳光透过大大的玻璃窗洒进屋子，可房间里感受不到温暖。早会的目的是构建医患社群，投入小组治疗，但这里的氛围却没有丝毫人情味。破旧的家具、简陋的装饰让人没有舒适的感觉。塑料座椅摆成一个巨大的椭圆形，木贴面的塑料桌被推到屋角。屋子里充满了清洁剂味和食堂的饭味。

刘易斯和其他病人伛偻着身子坐在那里，两臂交叉，身体僵硬，眼睛盯着脚，不被叫到的话他从不开口说话。甚至会议还没开始，病人们就露出焦虑、愧疚、无助和恐惧的神情。这样的早会更像是量刑听审会，病人们非常担心一旦说错话就要在医院多待一周。我不确定医生们是不是故意让病人焦虑并以此对他们有所洞察，但这似乎不能帮助病人痊愈。

我坐在围成一圈的椅子上，和附近的几个病人打招呼：丽贝卡·拉比诺维茨，一个年近 40 岁的女人，黑头发蓝眼睛，有超过 15 年的重度抑郁史，最近因过量服用药物试图自杀而被收治住院；比尔·曼宁，40 岁出头，从上大学的时候起就被双相情感障碍折磨，几近丧失行为能力；杰里·彼得罗夫斯基，我的一个心理诊疗病人，60 岁出头，是个工程师，还曾经环曼哈顿西区骑行过，他在被诊断为白血病后，出现急性抑郁症并企图自杀，因而被医院收治。

我环视四周寻找埃丝特·克莱因，一个 70 岁出头的女人，她总是让我想起在犹太教堂认识的女人们，我和我丈夫菲尔有时会去那所教堂。她看起来很健康并且充满活力，但我从医师会议上了解到，她是犹太人大屠杀的幸存者。她的医生认为，她需要直面这一痛苦经历才能被治愈。她被迫在小组治疗和单独治疗中一次次回忆那些糟糕的经历。有几次早会时，她非常不情愿地讲她是怎样东躲西藏才逃出死亡集中营的。有一次她说起曾被迫舔地板上的呕吐物。尽管医生是好意，但要求她复述自己最糟糕的经历似乎并没有帮助她好转。最近，我发现她的脸上多了些讨好和疏远的神情，环抱身体的手臂也收得更紧了。很明显，她变得更焦虑和疏远了，好像可怕的过去要把她吸回去一样。今天我在早会上没有见到她。

主持会议的精神科医生在座位上向前倾身，清了清嗓子，示意会议开始。

"我想介绍一下我们今天的贵宾，来自医院行政办公室的劳伦斯先生。"他向一位我从未见过的来访者招了招手，那人身穿深色西装，官样十足。

"是的，大家早上好，"劳伦斯先生说，"我要宣布一个不幸的消息，"他拿起一个厚厚的病人档案夹，"很遗憾地告诉大家，我们的一位长期患者永远离开了我们，埃丝特·克莱因。"

我的心一沉。

一个实习生凑近我，在我耳边悄声说："她昨晚自杀了。你相信吗？就在赎罪日前。"

"埃丝特的一生漫长而痛苦，"劳伦斯先生继续说道，"我阅读了这位病人的病历。这是个悲伤的故事，但我们也做不了什么。"

环视房间里的几十个病人，我突然感觉，他们根本就是体制化的牺牲品，而不是来接受关怀的病人：刘易斯，药物抹杀了他最初对治疗的迫切心情，如今只剩下用空洞的眼神瞪着墙壁；丽贝卡，总是用歉疚的口气讲话，常常感到内疚、不自信；比尔，医院里情绪最不稳定的病人，总是试图通过欺凌和破坏性行为——极端的愤怒、粗鲁的性暗示、撞墙，来建立自己与他人的联系；杰里，永远闷闷不乐，很少离开自己的床。他们也许会出院一小段时间，然后再次入院。所以，我们到底给了他们什么？

劳伦斯先生合上埃丝特的生平档案，会议继续进行，但屋子里的每个人都感受到了紧张的气氛——人们面无表情，身体僵直，双手紧抓着塑料座椅的扶手。埃丝特死了，她是我们当中的一员，曾和我们一起坐在这个圆圈里的人。而她的死讯是由一个陌生人宣布的，他用极其冷血和简短的方式处理了这次危机，不给人们留任何时间和空间思考已经发生的事情或哀悼死者。我们来到医院的目的是疗愈，但他的语气和办事过程完全没有起到这个作用。我知道过后医生们会召开一个病后会议，但目的不过是为医院合法掩盖丑事。没有人让我们就克莱因女士的死做出任何个人的回应，或者反思我们的诊疗技术问题，或者反思这样的事实：克莱因接受的唯一治疗就是被迫一次次回顾她的创伤经历，直到她无法忍受这种痛苦。而我们竟然还要继续这样的治疗方式，好像我们眼皮底下从未发生过这种本可以预防的事一样。

就在这个时候，我的病人杰里开口打破了沉寂。他的脸激动得泛红，声音短促：“赎罪日要做些什么？”他问道。

包括我在内，医院里的很多医生和病人都是犹太人。赎罪日，即犹太人赎罪日，是犹太教最神圣的节日，也是犹太新年后一次祈求宽恕和重生的节日。在祈求上帝宽恕之前，你要请求那些你伤害过的人的宽恕，你的原罪才会被赦免。很多医生为庆祝节日而休假。但医院里其实很少谈及宗教，即使杰里是我的病人，我也并不知道他是犹太人。我之前从未意识到，人数众多的犹太病人在医院并没有得到特别的照顾。

主持会议的精神科医生说没有什么计划。

丽贝卡抬起头看了看，好像在找什么人，随后又低下了头。比尔则用拳头打在大腿上。

"什么也没计划？"杰里十分恼火，"什么也没有吗？"

那天傍晚，我在等地铁——我称它为生活实验室。站台上挤满了中学生，他们背着书包，大声开着玩笑；面色疲惫的老年人背着盛满日用品的购物袋；一个瘦得可怕的人举着个牌子，上面写道：HIV阳性，刚出医院，需要一顿饭钱，愿上帝保佑你。空气闷热潮湿，散发着旧轮胎和潮湿地下室的味道。地铁停靠站台时发出刺耳的尖叫声，我蹒跚地上了车，在一堆妈妈和保姆中间找到一块容身之地，她们连人带婴儿车一起挤上车厢，再把孩子抱上大腿；而那些精心打扮身穿华贵细条纹麂皮夹克、系着丝质领带的男士们，只要能在扶手处腾出一块地方，就会伸手去拿报纸看，他们的神情专注又呆滞。我仔细观察周围所有人的脸，很多人的痛苦显而易见。那个眉毛狂野的女人，把一头灰白粗糙的头发染成了艳橙色，脏兮兮的脸颊上满是皱纹，嘴里咕哝咕哝的。那个有着柔软丝滑的深色皮肤的年轻女人静静地上了车，半唱着说她的乞求："我和女儿需要一美元，今晚去住庇护所。"身穿一件破旧长款羊毛大衣的男人，冻得瑟瑟发抖，连坐下来都很费力。

其他乘客一时看不出境遇窘迫。他们都露出一副有家有钱身体好的模样，他们都拿着手提公文包或商场的购物袋，只是袋子里的卫生纸塞塞窣窣地冒出头来。他们的脸上从不显露绝望、烦恼和焦虑。但他们仍是一副拒人于千里之外的神情，紧紧皱着眉头，眼睛只盯着手里的报纸或自己的大腿。他们看上去满脸失望、负担沉重又茫然若失，似乎全世界的重量都压在他们身上，而最重要的那个东西却丢失了。

这在临床医学上称之为"心境恶劣障碍"（dysthymia），也叫持续性抑郁障碍——生命没有成就感的初级体验；感觉空虚、饥渴、幻灭；感觉生命并非如你所期望的那样。而我每天在住院部看到的，不过是比这些症状更严重的版本：感到疏离、孤独、徒劳和黑暗。

我甚至在我的丈夫和很多朋友那里也发现了这种现象。我们当时都很年轻，才二十多岁，正是充满能量和职业干劲，立志要为这个世界做些什么的时候。但这种驴拉磨似的奔波忙碌，无法唤起我们的活力。菲尔特别讨厌人们搭乘电梯往来公司法务部时的样子，他们走进电梯，举手打招呼，随即低头看脚。乍一看这种行为也说得过去，但细看的话整个过程就显得很假，而且极其孤独。我们总是和朋友们谈论着升职、换大房子。每每开口几乎都是"如果这几件事办成了……我就能走在所有人前面，然后我就能休息了，这样我就开心了。"他们渴望得到成功人士拥有的学历、机会、工作、朋友和亲密爱人，但即使我和成功的朋友聊天，依然能感到他们的空虚。他们几乎每时每刻都在渴望,渴望生命能像先前那样有意义、有乐趣。好像我们在一条通向满足感的阶梯上攀登,阶梯永无尽头,但快乐总是遥不可及。

这世上的痛苦似乎无处不在、无边无际。于是我下定决心要做些什么,至少可以帮到杰里和比尔,以及 6 号病区的其他病人。

第二章

空空的厨房

在这个厨房里的确发生了什么，这些事情并不是通过如药物治疗和心理治疗等初级医疗干预而发生的；而疗愈，无论多么短暂，正是每个患者最需要的。

"什么？你想当拉比[1]？"那晚，我告诉菲尔关于杰里的问题时，菲尔这样问我。

我们并肩站在拥挤的小厨房里，用勺子把中餐外卖盛到不相称的盘子里。别看现在这个公寓很小，对我们来说，它已经比原来的房子好很多了。我们的旧公寓在一栋格局逼仄的住宅楼的一层，是一个单间，只有一扇窗，窗外是一条黑漆漆的巷子，夹在我们那栋楼与隔壁满是污渍的砖墙大楼之间。我年幼时，曼哈顿宽敞开阔，而如今已经大不相同——我的出生之地是橡树林立的爱荷华大街，还有陪伴我成长的整齐的圣路易斯郊区社区，它们都已不复存在。但我还是喜爱那个公寓，那是我和菲尔的第一个家。最近，我们搬进了一栋褐沙石外墙的无电梯公寓楼，这栋大楼靠近美国自然历史博物馆和中央公园西大道，那里成了我跑步的去处。公寓附近有花店和至少十几个早午餐点，我们经常在那儿与朋友见面。

热乎乎的食物上桌后，我顺手推开窗，街上的人声、汽车喇

---

1 拉比：犹太教经师或神职人员。——译者注（本书脚注均为译者注释，后续不再标注说明。）

叭声便一起涌来。晚高峰时分的人们，正在趁夜幕降临前匆忙赶回家。

"那天是个重要的节日，"我说，"我觉得我至少可以为想做礼拜的人们提供一个场所。"我们医院所在的街区是世界上犹太人最集中的街区之一。在这儿都不做礼拜似乎太说不过去了。另外，虽然我不是一切照经行事的犹太人，但我热爱祷告和礼拜仪式。也许一个非正式的庆祝活动会给病房带来一丝安宁。

"难道住院不正是不去参加礼拜的最好借口吗？"菲尔从盘子里拿起一个蛋卷打趣道。

每次菲尔开玩笑，我总能想起 1985 年夏天我们相遇时他的样子。那时我 19 岁，正是大学暑期实习的第一天，我在华盛顿特区做竞选资金改革的相关工作。那天我去得太早了，办公室还一片漆黑，门也锁着，我只得在外面小门厅的一张椅子上坐一会儿。之后电梯叮当响了一声，菲尔走了出来。他又高又瘦，留着黑色卷发，穿了一套深色西装，系着亮蓝和黄绿相间的领带。

"原来是你。"他说。

事情其实是这样的。那天早上，在华盛顿特区几乎空无一人的西北区，菲尔步行前往实习办公室。路上，他注意到 K 街有一名年轻女子，在他前面约一个街区的距离风风火火地走着，金色的马尾辫像活塞一样上下跳动。她的路线和他完全一致。每次他转弯，都会看到她在前面。

"你好像走路很专注，直奔目的地，"他说，"现在我明白为什么了。"他苦笑着向锁着的办公室门做了个手势。

那年夏天，我们的恋情发展迅速，七年后我们仍然热烈相爱，是我们20多岁时所有朋友中唯一结婚的。但在其他方面，我们似乎不复最初的光鲜亮丽，而是一路黯淡。菲尔在杜克大学主修英语，在毒品泛滥最严重的时候，他曾在新泽西州的卡姆登担任过一段时间的药物顾问。这段经历激励他上了法学院。他想成为一名地区检察官，让迈阿密毒枭早日落网入狱。但我提醒他远离让我提心吊胆的危险生活。于是他从法学院毕业后，就直接做了现在的工作，在曼哈顿中心一幢高楼的56层上班。我们过着安全舒适的生活，但我有时觉得，我们本可以过得更充实，有更广阔的前景。如今的生活空洞乏味，前途暗淡，环境嘈杂。压力虽不大，但我们挤着地铁赶着电梯，还得努力保持初心。在选择安全生活的时候，我们便切断了充实生活的路。"我会再在这里工作6个月。"菲尔最近告诉我。但6个月后，他真的会辞职吗？还是他会决定再工作一年，这样我们就可以存钱生个宝宝，或者可以再买套比现在住的略大一点的公寓。

我们已经开始遭受这些选择带来的痛苦了，而我还不懂得如何用科学道理来解释这一切。后来我才明白，这些选择是由我们那想要获得成就的大脑做出的，它追求那些看似明智的目标——既能提升自己又能保护自己——但这些目标无法带给我们满足感，反而会带来压力、恐惧和分离创伤，因为外在目标无法带来更大的意义和目的。我们活在半梦半醒之间。那时我还不知道觉醒的重要性，更不用说如何觉醒了。

饭后，菲尔收拾厨房时，我翻找了存放研究生时期心理学书籍的盒子，终于找到了它：我祖母的旧祈祷书。这本书最初是她母亲——也就是我曾祖母——从俄罗斯乘船带来的。我祖母还在封面的内页上写了她的名字和地址：哈丽雅特·阿利伯·弗里德曼，艾奥瓦州得梅因市第 51 街 311 号。也许犹太会堂的其他教友有时会误把别人的祈祷书带回家吧，所以祖母总是牢牢抓着她的祈祷书。我可爱又充满灵性的母亲在 50 岁时为女孩主持受诫礼（bat mitzvah[2]）仪式时，用的也是这本书，生命后半程的感召不断深化着她的灵性。这本旧书的书皮和装订都磨损了，书页也由于多年的翻阅而变得柔软。我小心翼翼地拿着它，有点担心它会在我手上散架。

一周后，当我来到 6 号病区的厨房参加赎罪日庆祝活动时，我看到的是一个没有窗户、消过毒的厨房，一张圆形塑料桌子放在陈旧的米白色油毡地毯上。四位活动参与者都来了，他们都是犹太人，帮助他们的护理人员也来了。四个人里有丽贝卡、比尔和杰里，还有 38 岁的索尔·斯坦。索尔曾把自己锁在市中心的酒店客房，与前来救援的警察搏斗，最终被制服并送到我们医院。他非常害怕他人，社交会使他精神病发作；他还患有社交恐惧症，只有极度封闭自己，才能勉强控制病情；他也很少离开医院的房间。

他们把椅子围成一个圈，像在自家餐桌旁一样坐下。他们为这压抑的房间注入了一丝亲切、温暖和庄重。这是我第一次看到

2　一种犹太女孩受诫成年礼，一般为12～13岁的女孩举行。

病人们以这种方式互动。一般病人们在公共区域只会把椅子拽到墙角，比较暴力的病人和人互动的方式也只有打架。但这里情况刚好相反，看得出来，在这里，丽贝卡、杰里、比尔和索尔心灵相通。他们穿着宽松的长裤、毛衣、纽扣衬衫。丽贝卡涂了深粉色的唇膏。

考虑到这四个人，尤其是索尔，平时那么孤僻，不愿和人交往，我不确定他们会在多大程度上参与祈祷。但当礼拜仪式开始时，四个人都立即开始吟唱，形成了有力的和声。杰里从来没有对我说过他是犹太人，但他背诵了整段希伯来文；比尔吟唱时用脚打着节拍；丽贝卡通常都拒人于千里之外，充满防备，但她现在却身体前倾，姿势也不再拘谨。我们边讨论边进行礼拜，协力合作，友好亲和。我们轮流用英语朗读经文的章节，翻译节日祈祷词，分享自己的领悟。护理人员通常需要约束病人或强制执行一些规则，然而他们似乎也沉浸在流畅的祈祷节奏中，尽管他们不熟悉这个仪式，但他们的出现和体贴展示了他们的敬意。

我们按照我童年记忆中礼拜仪式的样子成功举办了这次活动。我不是神学院的学者或专家，我对赎罪日的理解来自我母亲的解释——认识我们的罪过并请求宽恕，表达我们对生命的感激，确认我们作为犹太人的身份。随着礼拜仪式的进行，病人们变得越来越活跃，当我们朗读经文和颂唱圣歌时，他们的眼睛都亮了。丽贝卡坐得更直了，唱得很尽兴，完全不像她平时那样沉默寡言。杰里读得慷慨激昂。索尔开始主持并纠正我们的仪式程序。当我们遇到希伯来语的朗读困难时，他教我们发音。比尔充满活力，但并没有表现出狂躁。他唱歌时闭着眼睛，身体放松地随之摇晃。护理人员们虽然不是犹太人，但也在唱歌。我们所有人形成了一个不可思议的普世会堂。

快结束的时候，我们暂停了正式的礼拜仪式，让每个人说一句自己的赎罪日活动体会。杰里说："当你环顾四周，看到宇宙的美丽时，你怎能不相信全能上帝的良善呢！"

听到如此自信的信仰陈述，我完全震惊了。我的病人一贯是躺在床上，深陷于绝望和徒劳之中的。

接下来是丽贝卡："谢谢你组织这个礼拜仪式，我没什么好说的。"

轮到我了。"赎罪日对我来说非常重要，因为我会犯错，"我说，"我会搞砸事情。所以我在赎罪日请求我生命中的人原谅我，最终请求上帝原谅我。"

索尔转头对我说："上帝会原谅你的，上帝总是宽恕每一个人。"

我再次感到震惊。那个如此害怕别人以至于把自己关在旅馆房间里的索尔，在给我忠告，在向我伸出援手，在关心我。

轮到比尔时，他害羞地承认："我想向上帝道歉，我欺骗了他，我没有遵照糖尿病人的食谱……但上帝一直都知道。"我们都笑了。

房间里充满圣洁而清新的氛围，我们围坐在桌子旁，彼此之间的联系更加紧密，与更伟大存在的联系也更加紧密。但我无法相信这种全新的态度和氛围能延续到病院的日常生活中。

那天晚些时候，我在实习生办公室做案头工作，突然有人敲门。索尔站在门口，双肩挺直。他伸出手来说道："我想再次感谢你组织礼拜活动。"然后他强调了他早些时候告诉我的话："上帝会原谅你的，他总是宽恕每一个人。"

那天晚上，我收拾好一天的工作之后准备下班。丽贝卡从我身后跑来，她说："在礼拜活动的时候，我有了一个新的认识。我一直都知道赎罪日意味着你可以为自己的罪过忏悔，可以承认自己做了错事。但是这次礼拜让我明白，我是可以得到宽恕的。我以前从未意识到这一点。"在她重度抑郁的漫长岁月里，丽贝卡活着的全部意义都只为一个道歉，她甚至为自己活着感到愧疚。但现在她的想法已经与之前完全不同了。

对于索尔、丽贝卡和其他病人来说，这次礼拜活动就像监狱放风一样。这不仅表现在他们在仪式上显得很振奋，还表现在他们每个人都在自己一贯被阻隔、被封堵的境遇中，有了更强的联结，从而得到了更好的恢复。礼拜活动就像一道光，精确地照亮了每个人最黑暗的角落。丽贝卡表达了自我价值感，索尔表现出与他人深厚的联结和对他人的关怀，比尔似乎更稳定、更完整了，杰里表达了对生活的感激和欣赏。我不知道这一切因何发生或是如何发生的，也不相信它会持续下去。但是，在这个厨房里的确发生了什么，这些事情并不是通过如药物治疗和心理治疗等初级医疗干预而发生的；而疗愈，无论多么短暂，正是每个患者最需要的。

作为一名临床医生和科学家，我想知道，赎罪日那天到底发生了什么？患者的精神振奋，是不是来自熟悉的感官记忆，或是文化上的归属感，因为那是他们从小到大一直参与的仪式？或者说，是不是因为他们聚会时，身份从病人和接受治疗的患者变成了仪式的参与者，而这样的相聚让他们有尊严感，使他们感到愉悦？在厨房的相聚，是否就像我们某年在附近的犹太会堂里的相聚？每位患者所感受到的闪光，是不是为我们这些从业者提供了某种东西，能帮助我们为患者提供较长时间的疗愈？

那天下班之前，我向我的临床主管提出了这个问题。她若有所思地听着。最后，她说："丽莎，很高兴你在自己的宗教节日这天来到这里，我能感受到这项活动让病人感到舒适。但对患者来说，终生疾病是他们的底色。这些病人病得很重。这也是我们的底线，这里毕竟是一家医院。"

她的言外之意很清楚：灵性不在我们的职业范围内。我打破了一条潜规则——我的信仰体系与医学的严格性不符，这会让我名誉扫地。

谈话结束了。

那天晚上，我去跑了一次步，沿着中央公园西大道往北，跑到自然历史博物馆，穿过公园，再沿着蜿蜒的小路穿过北部和东部的草地，绕过池塘，穿过森林漫步区，一直跑到贝塞斯达喷泉。我从高中起就一直是一名长跑运动员，当时我的父亲是圣路易斯华盛顿大学的戏剧学教授，后来他得到一次重要的升迁机会，去波士顿大学艺术学院接受新的职位，我们家就搬到了东部。我想积攒长跑的里程数，越多越好，于是加入了男孩越野队，参加了公路赛，15 岁时还成了波士顿马拉松的一名非正式选手，那时非正式选手还可以自发地随意参加比赛。我作为当时最年轻的参赛女性，在霍普金顿的起跑线前接受了采访。在波士顿的终点线上，两个来自我新高中的女孩，像拥抱终生好友一样拥抱着我，激动得热泪盈眶，尽管我只跟她们见过几面。家里没有人想到我可以跑完全程 42 公里，所以没有人来迎接我。当地一家餐馆的经理热情地邀请我进去，让我想吃什么就吃什么，好好庆祝一下。赛后的第二周，我母亲带我去看医生，她担心长跑会对年轻女孩有不利影响，当时这么小的女孩跑完马拉松是件很不寻常的事，大家都不知道会有什么后果。医生说我没事。而我从马拉松比赛中学到的是，要完成一场比赛，你只须一直跑；我学会了与来自世界各地的跑步者、与站在街道上的人群一起欢呼加油，然后继续前行，直到踏过终点线。

我仍然喜欢在户外长跑的感觉，双脚有力地踏地，手臂飞快地摇摆，思绪猛烈地撞击，跑过一公里又一公里，然后轻松的感觉就来了，忧虑和挣扎消散了。有时会有那么一瞬间，你会突然获得一个洞察或顿悟、一个问题的答案、一个困境的解决方案，或者仅仅只是突然的平静。这是一种全新的体验生活的方式，平时的我习惯性地以目标和成就为导向，那与这种方式截然不同。这种感觉更像是我小时候感受过的奇迹：我会一动不动地凝视一棵橡树，观察树皮的图案；或是听着蝉鸣的韵律，感受被陪伴的安心；抑或是静静地坐在门廊上，让史努比（我的狗）的头靠着我的膝盖，我们之间的温暖、安宁和联系，就像它皮毛的触感一样真实。这些转瞬即逝的感觉是如何产生的？当时我的大脑在想什么？为什么这些时刻似乎能化解忧虑、缓解压力？每个人都有这样的经历吗？我想知道这些瞬间是否可以培养，还是说它们必然只能是自发的，无法控制的？

我的研究生导师马丁·塞利格曼博士（Dr. Martin Seligman）是"积极心理学之父"，也是该领域最早证明我们可以选择如何构建内心生活，以及这个选择对我们的幸福有多么重要的人之一。他发现，我们的许多痛苦是由思维习惯造成的。当我们意识到自己无法控制结果时，即当我们认为无法控制自己的行为和结果之间的联系时，我们会体会到深刻的绝望。我们可能会形成一种悲观的解释风格，用一种消极的、极具破坏性的方式讲述我们自己的故事。

我可以用不同的方式解释同一件事。假设我考试不及格，或者我的爱人离开了我，如果使用悲观的解释风格，我对糟糕的成绩或这段关系的回应会是"我是一个失败者"。我讲述的就会是失败者和失败的故事，就好像它是内在的（我办不到）、稳定的（我永远不会在这门学科或这段关系里成功）和普遍性的（我什么都不擅长）。

而另一种解释方式则可以将同一件事解释为外部的、不稳定的和具有特定性的。与其说自己有缺陷或无能，不如描述外部现实："那次考试真的很难"或"那段关系没法长久"；与其说我会在考试、爱情和其他方面一直失败，不如说"我需要在未来更努力地学习"或"我相信有一天会有合适的人出现"。

马丁·塞利格曼的研究令人印象深刻，他表示，悲观的解释风格会导致抑郁，而乐观的解释风格则会带来韧性。换句话说，我们患上抑郁症和其他精神疾病的部分原因是，很多时候，我们错误地以为糟糕的局面会持续不变或是我们造成的，是我们的破坏或者疏漏导致了错误，而我们在面对这些糟糕局面时会习得性无助。事实上，我们拥有的控制权比我们想象的要多得多。马丁还展示了让患者抛弃错误、消极的信念，选择以不同的方式看待世界和自己时产生的治疗效果。我想知道，这种选择是否与我在大自然中跑步或外出时的那种活泼、开放、平和的感觉有关。

夏天，我和马丁会沿着西费城的沃尔纳特街长时间散步。正值学术季，在完成思考和研究之后，我们就闲逛到他最爱的烘焙店，吃一个肉桂面包。我们经常讨论各自在控制认知方面的选择。借希腊太阳、光明和真理之神阿波罗之名，我们将这种控制力量称为"阿波罗态（the Apollonian state）"。在阿波罗态里，你可以用理性来摆脱绝望的信念——那些事情永远不会变好，一切都是我的错，我肯定有什么不对——从而建立更强大的思维。

记得早在上幼儿园时，我就被教导要培养自己的这种状态。第一天上学，我飞一般地穿过教室门坐在座位上，张开手掌摸着又凉又滑的书桌，等着上我人生的第一课。老师向我们打招呼，有条不紊地穿过教室，在每个学生的桌子上放了一个东西。那是一本薄薄的计划书。她大步走到教室的前面。"如果你想成功，"

她清晰而慎重地说，"你必须学会管理你的时间。"我把她的教导牢记在心。在整个高中期间，我都专注于取得好成绩，这样我就可以进入大学。上大学后，我熬夜苦读。读研究生时，我睡得很少，经常直接睡在地板上，我的脸上都是统计分析图纸。我想拼命工作，泡在数字里。我雄心勃勃，就像跑步一样，学习和成功对我的驱动力很强。

"但是，马丁，"一天早上，当我们穿过街道，转身沿着维多利亚式彩色联排房的街区往回走的时候，我说，"会不会有另外一种内心状态也是有益的？"在我看来，阿波罗态很重要，可以治愈疾病，但它仍然处于控制领域——掌握、自我控制、让生活中大大小小的事时常变动。

我想知道是否还有另一种看待现实的方式，像我在长跑时体验到的，事物突然变得清晰和统一的那种状态，像从山顶上，从一个新的高度和视角看世界。我告诉马丁，我认为这种心态是"奥林匹亚态（the Olympian state）"——就像在奥林匹斯山上一样，怀有这种心态的人对世界的看法是广泛的、不受约束的、综合的，并向各个方向发展。它的价值不在于控制环境的感觉，而在于从更广阔、更全面的视角来审视世界、生活和目标。在这一视角下，事物的意义和关系变得清晰。当我有这种感觉的时候，过去发生的事——我的成就、所失去的、所拥有的——都像挑棍游戏里的小木棍一样逐个被挑开。一种新的叙事形式出现了：我觉得自己是有价值的，我拥抱可能性和冒险，相信这个世界会揭示我需要知道的一切。

6 号病区参加赎罪日临时礼拜的病人们有没有可能也达到了类似的奥林匹亚态？丽贝卡发现了自己的完整性和纯真性，索尔能够从他极度孤僻的状态中走出——他们的转变并非来自药物或谈话疗法，而是来自我们在餐桌旁分享的东西。

夜幕降临，树林渐渐变得一片漆黑。菲尔不喜欢我天黑后还一个人跑步，所以我从哥伦布广场的公园出来，慢跑下台阶去赶地铁回家。

我加入了疲惫乘客的行列。地铁猛然加速，发出刺耳的金属摩擦声，其中掺着一阵喃喃低语。一个戴着黑帽子、留着大胡子的卢巴维彻[3]，正在车厢的另一端虔诚地祈祷。他闭着眼睛，脸上洋溢着喜悦。

是什么内在机制点燃了他的快乐？为什么一车人中只有这个人显得如此平静和自由，而其他人都是一副压力过大、紧张焦虑的模样？这将需要多年的研究才能找到答案。但是他的面孔印在了我的脑海里。我已经在我的探索之旅中了。

3　卢巴维彻（Lubavitcher）：18世纪后期兴起的犹太教仪式派信徒。

第三章

暮色星辰

　　我真正想了解的是赎罪日那天在厨房发生的事情。究竟是什么提升了治疗效果？我可以用什么变量来衡量灵性体验与抑郁症之间的关系？

1994 年 12 月下旬，我在 6 号病区轮岗的最后一天，丹纳先生来门诊看病。我与他道别，没忍住哭了起来，有点不好意思。"我会永远记住你的。"我告诉他，眼泪顺着脸颊流了下来。这是真诚的泪水。他的确深深地打动了我。我当然不喜欢他贩卖海洛因、抢劫，还有不顾传染给妻子艾滋病毒的危险，但除去这些过往的伤疤，我喜欢的是他身上更强大的部分。身处精神病院这样容易让人伤心的环境中，实习医生来来回回，病人也几进几出，因而所有人都不愿和别人建立长久的关系，不愿受伤后再疗愈。起初，当我告诉他我要离开 6 号病区时，他似乎很生气，但当他看到我的眼泪时，暴风雨从他的眼睛里消失了，他突然咧着嘴笑了起来。

"谢谢你。"他说，离开房间时他仍然咧嘴笑着。

那年一月，我轮岗到一所大学的学生健康服务诊所工作。我原本以为，既然诊所的患者更年轻，他们的病情也会比 6 号病区的患者更轻些，那么治疗模式可能更具创新性，也不用太严格地遵循精神分析的模式。但我再次发现，这里的治疗依旧倾向于深入研究患者的痛苦经历，而没有寻求建立他们的心理韧性或更新他们的能力；患者会接受六个疗程的治疗，然后被转给精神科医生进行处方药物治疗和长期护理。

这种治疗模式对有些患者是合适的。但我这 6 个月治疗的约 40 名患者中，只有一小部分——也就 15% 或 20%——确实有重度抑郁症状，需要药物治疗和精神科护理。其他人也抑郁，但不是那种彻底绝望的抑郁，他们表现出来的更像是一种内在气质，一种悲伤情绪和迷失状态。这些人常会问些关于意义和目的之类的问题：生活的意义是什么？存在有什么更大的意义吗？我为什么会独自在这里？在走向成年的道路上，这些需要解决的问题令人痛苦，但也极为重要。

我在 19 岁时也问过这些问题，当时我还是耶鲁大学二年级的学生，在深冬读着尼采。周围信奉学术文化的人，都说看不到生命内在的意义。我记得自己当时在想，万一他们说的是真的呢？万一宇宙中真的没有意义呢？我坠入了抑郁的谷底。我常去宿舍的地下室，那里有一个房间连接着地下大厅，从那可以通往校园的各个角落。那是在寒冷刺骨的二月，我不知道上帝是否存在，也不知道我的生命是否有意义。我会坐在热水器旁取暖，这些想法在我脑海里转来转去，我担心永远找不到我所寻求的指引。我的问题越来越多，也越来越无力。世间真的有爱吗？我想知道。爱真的存在吗？我还会感到快乐吗？

几个月之后，我的萎靡状态并没有好转，于是我去了校园健康中心接受心理咨询，但每次咨询都只会让我感到更加沮丧。正如我后来接受的训练一样，咨询师只会挖掘痛苦的回忆，将我的问题归为病理学症状，而不是真实构成我生命的问题，不是我在形成个性、成为自己的过程中出现的问题。咨询师们没有把我的问题和我的真正成长以及渴望了解世界本质的愿望相联系，他们只会认为我的问题是我童年时期受到某种冒犯的结果。咨询师既没有询问我的过往经历，也没有请我回忆我对生命的美好和愉悦的直接感受，而是问："你说生活没有意义，那个破坏了你对世界的信任的人是谁？"

我不知道该去哪里寻求指导，我连自己也不信任。"每个问题都有 10 到 50 个合乎逻辑的答案，"有一天我告诉我的治疗师，"你如何选择其中最真实的一个？"现在我明白了怎样回答才更有帮助："其实你可以从正反两方面论证生活的意义。你心中是否有某一部分能够感知到一个深切的答案？在过去的某个时刻，你是否曾触及或进入自己的内在觉知？"但咨询师被困在一个狭隘的、由理论驱动的探寻方式中，无法激活自己的内在智慧，也无法找到其他的认知方式。所以她不停地试图从我的童年挖掘创伤。我越来越深入地进行哲学解构。如果我们每一分钟都在变化，如果我们的细胞死亡，我们的思想转变，我们还能说我们是存在的吗？我们感知到的任何身份或意义不都只是我们发明并强加给自己的一种结构吗？

那年夏天，我来到华盛顿特区实习，这让我遇到了菲尔。在乔治城阳光明媚、绿树成荫的环境中，我在冬天里生出的那些虚无主义的想法荡然无存，我重新回到了自我信任的温暖中，喜悦重新充内心。我经常笑意盈盈，不为别的，只因为享受生活的乐趣。这让我觉得，这一切都是因为我享受到了好天气，还有我慢慢爱上的这个男孩，以及他也愿意终日与我相伴。但有时，抑郁的迹象会再次出现。一天晚上，菲尔和我去了一家酒吧，那里的墙上挂着一张一百年前的照片。"照片上的人都不在了，"我说，"我们都会死的。"这是我整个冬天都在读的存在主义哲学中的一个思想。菲尔向我歪着头，然后抖着两臂，好像要抖掉冰冷的泥土。"呃，"他说，"这种解释最没必要了，我觉得它简直有病。"我意识到，他说得对。我们可以选择自己的立场。我们可以用逻辑推理得出答案，严谨的思考也确实会产生必要的信息。但我们也可以用自己的内在觉知与世界联结，选择指引我们生活的观点。

在那些黑暗的冬日，我在耶鲁大学地下室的热水器旁学到了些有用的东西。我心中充满怀疑和悲伤，不断质疑我的所信，这使我超越了认知世界的单一方式，进入了对生活的感知和意识层面，并最终找回了愉悦感和归属感。我不得不学会让自己相信自己的直觉。最终，我意识到，这让我成了一名更好的临床医生，也成了一名更好的科学家。

当我在秋天回到耶鲁大学时，我并没有屈服于时下流行的解构主义者对意义的攻击。我在心理学课上学着给病症分类，也积极参与哲学专业学生的辩论。我问自己："万一宇宙中真的有深刻的意义呢？万一生命有终极意义呢？我还没有听到过任何能否定它的论点。"

我开始在大学生健康诊所治疗患者时，已患有抑郁症十年。

我承诺我会确认患者提出的问题，并帮助他们做他们想尝试去做的事情：鼓励他们不要困在痛苦中无所作为，而要去建设他们的生活；要克服疑虑和恐惧，恢复元气、重新开始。

一个患有焦虑症的19岁男孩来到了我的咨询室。时下流行的精神分析模型教我们，要探究他的童年创伤，了解他那暴虐的父亲是如何虐待并背叛他的。诚然，他当下的痛苦和过去所受的伤害多少有些联系，但粗暴的父母给孩子带来的痛苦是无尽的。如果对他的治疗只专注于他过去被虐待的生活，他将永远无法摆脱伤害、愤怒和自我轻贱。相反，我们要专注于当下，专注于此时此地，他主要关心的是如何与他感兴趣的年轻女性建立联系，他不想沉浸在他不幸童年的痛苦之中。他想交女朋友，所以他把电话号码本拿来，尝试着给别人打电话。在治疗结束时，他开始和某人约会。在这段恋爱关系中，他看到了自己的善良和价值，从而对美好的未来充满了希望，也希望自己不会延续他父亲的暴虐倾向。

另一名患者是来自意大利的20岁交换生。她来到诊所是因为她怀孕了，想要寻求帮助，了解该做些什么。我的同事们对我的做法十分不解，因为我并没有理所当然地让她去找个堕胎诊所结束妊娠。相反，我帮助她建立对自己的信任，找到自己的答案。这个决定不是她的父母、朋友或医生让她做出的，也不受任何宗教、文化准则或经济状况的影响。我认为这从根本上说是一个灵性的决定。任何建议或信息都不能有效地指导她做出选择。最后她决定留下这个孩子。我不知道后面的事情是怎样的：她是否和孩子的父亲，即那个她爱的人，一起抚养这个孩子；她的家庭是否接纳了她的决定；她之后是否有懊悔或感激。但我知道，她所做的决定，是发自内心深处的真正的决定。而我能做的不是将她的思想或行为病理化，也不是分析她的痛苦，而是用心倾听，引导她看到并培养这个正在出现的自我。

20 世纪 90 年代中期，治疗患者的常用手段就是挖掘其挣扎和痛苦的经历。虽然大学学生健康中心不能过度用药，但他们确实会过度分析。如果你手里什么都没有，只有一把锤子，那么你看什么都是钉子。心理学家一般都接受过训练，知道如何观察病患的痛苦经历，却看不到灵性之旅何时出现。为寻找能指引我使用不同方法治疗患者的导师，我来到了纽约荣格研究中心，这里的研究员们拥有相似的学历，也都是熟练的从业者。我们试图重新整合部分心理学，让那些被主流训练和实践完全摒弃的东西回到心理治疗中。信奉荣格思想的人依靠对梦境的解析来揭示我们的创伤，并从中发现可能的治疗契机；依靠事物原型来揭示人性普遍的心理倾向和发展路径；依靠共时性来探究人类与自我的关系以及生命的流动。

我记得听过一个名叫马克·库拉斯（Mark Kuras）的年轻人的演讲。他谈到要引导患者超越个人意识去发现超我，这样我们就成了通向集体无意识的窗口。直觉告诉我，我们本质上生活在两个领域：一个是日常世界，我们买食物、通勤、与伴侣争吵、观察公园里树叶的变化；另一个是超验世界，它比任何个体生命都要大，我们每个人都属于这个世界。

那时，我对精神心理学的了解，是它注重建立关系和联系的重要性，只关注病理学和患者痛苦经历的危害，并探讨治愈的可能缘由。而这个缘由可能是由于我们发现了自己的内在智慧，也可能是源于患者突然的顿悟并参透了给自己造成最大困惑或创伤的意义。

1995 年 7 月，我结束了临床实习，开启博士后研究，并获得了美国国家心理健康研究所资助（National Institute of Mental Health）的为期三年的奖学金，这项奖学金使我能够研究心理学领域的任何东西。突然间，我可以每周有四五十个小时安静地整理和检查数据。我可以散散步，喝杯咖啡，再回去盯着数据。我当时使用的数据库设计精美，由同事默纳制作，以此为基础，我开始研究心理韧性的相关影响因素，看看缓解抑郁的因素之中是否存在着什么规律。

默纳的数据来自她负责的一项长达 15 年的跟踪研究，这项研究始于 1980 年，在纽黑文的一家治疗抑郁症的诊所开展。她招募了一些患有抑郁症的参与者，将他们与非抑郁的控制组相匹配，两组人均来自同一社区，其他人口特征变量也相似。默纳是该地区首屈一指的抑郁症治疗专家，她考虑了当时该领域内研究过的所有核心变量，就想弄明白到底是什么因素增加了我们患抑郁症的风险，或增强了抗抑郁能力：是因为参与者有个患抑郁症的母亲吗？这个参与者的成长过程是怎样的——他是在怎样的育儿方式中长大的？

我试图筛查并测量大量数据点之间的相关性。那时还没有可供选择的算法能对数据进行分类——我必须手写并编码方程，使用一种叫作回归分析的统计模型，这是一个研究多个变量之间关系的过程。回归分析有一个公式，例如：A+B+C+D=X，你可以从中看出多个变量对单个变量的相对贡献。在我的研究中，单一变量 X 是儿童期抑郁症。我想知道性格、养育过程、个人和家庭历史因素中的哪些因素会导致孩子患抑郁症。在多元线性回归分析中，你可以说你拥有 A、B、C 和 D 的程度共同决定你拥有 X 的程度。你可以通过去除变量 A 与 B、C、D 的所有重叠部分来观察变量 A 的独特影响；同理，通过去除变量 B 与 A、C、D 的重叠部分，来观察变量 B 的独特影响；依此类推。

我写了一个方程来测试变量组合的影响，然后等待计算机运算并打印结果。每一次，我都会屏住呼吸，兴奋地仔细观察结果。我经常埋头工作一整天而忘记时间，然后不得不飞奔回家才赶上和菲尔共进晚餐。晚饭时，我的思绪又飘回到数据上。菲尔会砰砰地敲桌子，"嘿，你在想什么？"他生气地说，"你又在想你的方程式吗？"

我总是想着那些数字。很快，它们开始闪闪发光，排出令人瞠目结舌的模式，就像黑暗的天空中出现的诸多星座。比如，母亲患有抑郁症对儿童期抑郁症的影响：儿童患抑郁症的风险增加了两倍。贫困对抑郁症的影响："没钱付账"这个变量使患抑郁症的风险增加了 40%。父母的教养方式对抑郁症的影响：父母任意一方，关爱孩子但没有过度控制的情况下，孩子患抑郁症的风险就会降低 18% 至 30%。

这些心理韧性的相关数据令人着迷并且非常有用。但我真正想了解的是赎罪日那天在厨房发生的事情。究竟是什么提升了治疗效果？我可以用什么变量来衡量灵性体验与抑郁症之间的关系？我的同事告诉我，他们联想不到数据库中有任何与宗教或灵性相关的东西。但有一天开会时，数据管理员抬起头说："不，我想我们确实有些你可以用到的东西。"她指出了隐藏在 80 页结构化诊断访谈末尾的两个问题：

1. 宗教或灵性对你个人有多重要？（选项：非常重要；一般重要；有点重要；不重要）
2. 你多久参加一次宗教仪式？（选项：一周一次或更多；至少一个月一次；一年几次；很少）

这些问题的最初目的似乎是为了衡量参与者的多样性，而不是发现灵性对他们的健康和体验的影响。但至少访谈问题就在这里，等着被我们发现并作为研究的资源。使用黄金标准统计方法，以及本领域最值得信赖和最完善的数据库之一，我可以调查参与者回答这两个与灵性相关的问题的情况，及其与其他变量之间的对应关系，再看是否有模型可以描绘出灵性与心理健康和幸福之间的关系。

那段时间，我们只能坐在医学院亲自看数据。我开始了每周工作 60 小时的生活，周末也不例外，早起跑步，然后去办公室分析数据。一个星期天早上，留下菲尔一人懒洋洋地在家里看报纸，我则花了一天的时间研究方程式。时值仲夏，开往市郊的火车车站拥挤不堪，暑热难耐。时间一分一秒地过去，好几趟列车驶入站台，人群中蒸腾着热气，推挤着向前挪动，而列车也不停站，又驶出了站台。当一列塞满了乘客的列车终于停下来时，我惊讶地看到车尾有一节车厢几乎是空的，于是我朝它走去。当我安顿下来，庆幸自己得到了一个座位时，我意识到车厢里只有一半是空的，乘客们都挤到车尾的这节车厢来了。

在我坐的这一侧，有一个衣冠不整、蓬头垢面的人对着其他乘客大喊大叫："嘿，有人想和我坐在一起吗？"他大声嚷嚷着，整个车厢都能听到。当下一站有人上车时，他对每一个上来的人大声喊道："嘿，想和我坐在一起吗？"乘客们快速地扭头朝车厢尾部走过去。在下两站我也看到同样的现象。没有人搭理他，他变得越发焦躁。

"嘿，有人要吃我的午餐吗？"他喊道。人群唯一的回应只有无情的沉默，他开始在车厢里扔鸡块。"有人想吃我的午餐吗？"他一边喊，一边从鸡骨头上撕下肉扔出去。肉剔干净了，他开始扔骨头，仍然大声喊着："嘿，想吃午饭吗？"

就这样，他一直坐了好些站。列车在第 145 街停了下来，车门开了，站台上两位优雅的乘客准备上车。她们是一对祖孙，祖母穿着淡绿色裙子，戴一顶平顶小圆帽，小女孩穿着粉红色的衣服，两人都戴着漂亮的白手套。我能感觉到其他乘客都在屏息凝视，生怕哪一块肉或骨头落在她们完美的教堂礼服上。

果然，那人朝她们伸长脖子，大声喊道："嘿，你们想和我坐在一起吗？"他用手指着她们。祖母和孙女对视了一下，点点头，径直走向他，在亮橙色座椅上坐下，双手放在膝盖上，后背笔直，眼睛看向前方。他目瞪口呆地看着她们。"嘿，你们要不要吃点我的午餐？"他问道，迅速拿出另一块鸡肉。她们互相看了看，点了点头，转向他，异口同声地说："不用了，谢谢。""你们确定不来一点吗？"他又问道。祖母和孙女很平静，她们再次转向他礼貌地说："不用了，谢谢。"

我突然意识到，我正在目睹老一辈与年轻一代之间的薪火相传——一种从容的感受力和处世之道，一种与他人联结的方式。也许是因为祖孙二人穿着去教堂礼拜的服装，我想到了《圣经·马太福音》中的经文："这些事你们做在我弟兄中一个最小的身上，就是做在我身上了。"这对祖孙就活在这种灵性的感知中，这种感知已彻底融入她们的生活，无须言说。

我到哥伦比亚医学院埋头看数据时，这对祖孙的身影仍然在我的脑海中挥之不去。我想知道，我是否能测量出我在列车车厢里看到的这一切——一种看起来像是灵性火炬传递的东西。如果可以确定它是灵性的代际传播，那么它对抑郁症有什么影响呢？

我使用另一种模型运行了一些方程式，绘制了母子匹配图，尝试不同的组合——一位强灵性或弱灵性的母亲与一位强灵性或弱灵性、患抑郁症或无抑郁症的孩子配对。我有了一个惊人的发现：当母亲和孩子都具有较强灵性时，孩子有 80% 的抗抑郁能力；而当母亲和孩子灵性程度不一致，或母亲和孩子灵性都弱时，那么孩子的抗抑郁能力就没这么强。换句话说，如果孩子与母亲共享灵性生活，孩子患抑郁症的可能性要低5倍。在地铁上我看到的那对祖孙间的灵性联结是抑郁症的解药。无论孩子患抑郁症的风险是高还是低，这都适用。虽然母亲有抑郁症使孩子患抑郁症的风险增加一倍，但我通过算法揭示出，灵性对孩子具有5倍的防护作用，这意味灵性对于孩子精神健康的重要性是母亲的2倍。

即使将主流临床科学显示的与儿童期抑郁症相关的所有变量（母亲抑郁症、贫困、家庭环境恶劣、过于冷漠疏离或控制欲过强的养育方式）都加进去，我发现灵性的代际传播也有同样惊人的80%的防护作用。这是我在关于心理韧性的文献中所看到的保护作用最大的了。

很多科学理论都是这样一步一步地琢磨出来的。验证理论、分析数据，时不时就会有一道强光，像从灯塔射出的光束一样照向你的脸，让你看到清晰而震撼的结果，这足以让你无法呼吸。灵性可代际传播的发现创造了某种土壤和环境，在这里，抑郁的种子不可能生根发芽。这条真理激动人心、令人目眩，我迫不及待地想在我未来的职业生涯中追随它。

第四章

一枚硬币的两面

当心理健康问题出现时，对于处在风险窗口期的青少年而言，灵性有明显的防护作用。青少年因处在发育阶段而更容易患心理疾病，但这时的他们也能从灵性中获得最大的帮助。

我在《美国儿童与青少年精神病学学会杂志》（*Journal of the American Academy of Child and Adolescent Psychiatry*）上发表了关于灵性代际传播的发现，该杂志是儿童心理健康方面的最佳科学期刊，因其封面的颜色而被称为"橙色杂志"。我的这篇文章因其科学性和对灵性的探索而获得了坦普尔顿奖[4]。但是，即使有这些严格的科学验证，以及承认这一发现的重要性，也没有推动灵性和心理健康之间关系的研究。如果说有变化的话，那就是沉默让人们更加闭目塞听。我的一些同事会问："你的发现是对的，但你研究的真的属于心理学吗？"他们似乎将灵性视为文化或制度的产物，这和我想的完全不同：我认为它是世间的一种存在方式。

1997 年春天的一个早晨，也就是在我文章发表的几个月后，我一边浏览最新一期的《美国精神病学杂志》（*The American Journal of Psychiatry*），一边和菲尔匆匆忙忙地吃着早餐。他辞去了公司法律部的工作，开始去康涅狄格州上班。他加入了由他导师的家庭

---

4 坦普尔顿奖：由慈善家约翰·坦普尔顿爵士（Sir John Templeton）于1972年设立。该奖项旨在鼓励研究者探索"生命最重大的问题"。第一位获奖者是特蕾莎修女。

办公室分离出来的一家小型创新对冲基金会。他不用再每天乘坐蜂巢般的电梯，进出冷漠无情的玻璃摩天大楼，而是在铺着地毯的一所白色小房子里，坐在舒服的桃红色座椅上工作。在他换工作之前，他似乎每分钟都在走来走去地装样子。虽然他没有抱怨，但我能看出他并不快乐，很多迹象都能表明这一点：他早上抗拒起床；明明有精心定制的办公套装，他却经常选择颜色不合的穿搭。当他穿着黑色夹克配蓝色裤子时，我想知道这究竟是他出于叛逆而故意一反常规和"制服"对着干，还是由于筋疲力尽而造成的粗心。而现在，他似乎在工作上更加投入，也更自在了。我喝了一小口咖啡，随后看到一篇文章的标题——惊得我差点把咖啡喷出来——《宗教、精神病理学、药物使用和滥用：一项多测量法的遗传流行病学研究》。这项研究由肯尼思·肯德勒（Kenneth Kendler）博士展开，他是双胞胎精神流行病研究领域的领军人物，曾发表过一项关于宗教、灵性和各种精神病症状之间关系的研究。这篇文章是他所在的著名实验室的最新研究。除了我自己最近的研究之外，这是我在科学文献中发现的第一篇关于灵性和心理健康有所交集的文章。

对双胞胎的研究在某种程度上是科学研究的一个黄金标准，因为这些研究可以帮助我们判断一些特征是受基因的影响更大还是受环境影响更大。虽然它们不能帮助我们明确判定特定的基因或基因组合与某种性状、诊断结论之间存在什么样的精确对应关系，但它们确实让我们对某种性状或条件的广泛遗传性有了总体的认识。

为确定一个特征是天生的还是社会化的结果，或是两个因素混合作用的结果，科学家们在双胞胎受试者中寻找人格特征、医疗状况或心理健康诊断的数据特性。例如，如果双胞胎中有一人患有重度抑郁症，那么另一人患抑郁症的可能性有多大？如果双胞胎中有一人拥有异常的智商水平，那么另一人拥有相同智商的概率有多大？如果双胞胎中有一人活泼好动、性格外向，那么另一人也外向的概率有多大？

　　接下来，研究者要确定双胞胎的性状相似性在多大程度上是基于遗传相似性的。例如，同卵双胞胎的遗传物质相似度接近100%，而异卵双胞胎，像其他兄弟姐妹一样，相似度只有50%。通过比较同卵双胞胎詹妮弗和杰西卡与异卵双胞胎艾比和莎拉的相似程度，我们可以找出共享遗传物质对性状相似性的影响因素。

　　我们还可以计算出双胞胎之间的相似程度，作为他们共享的环境的函数。例如，有些双胞胎一出生就被分开，由不同的家庭抚养；有些双胞胎的父母离婚，父母双方各抚养一个孩子。如果詹妮弗和杰西卡有100%相同的遗传物质，但她们在不同的家庭长大，那么不同的家庭环境对她们的个性特征、医疗和心理健康状况有什么影响？而艾比和莎拉有50%相同的遗传物质，但她们是在同一个家里长大的，情况又是怎样的呢？

　　当然，我们的环境随着年龄的增长而变化。即使在同一所房子里长大的双胞胎，也总有一天会长大，等他们高中毕业，然后往往就会生活在不同的环境中，他们上不同的大学，从事不同的职业，建立新的关系和家庭。双胞胎研究中的一些统计分析考查了基因对环境的影响，不过这还需进一步进行统计建模，探究双胞胎的共同生活环境和独特生活环境的不同影响。

在这项新研究中，肯德勒博士考察了灵性的遗传因素和环境因素。他与弗吉尼亚联邦大学的同事一起，在弗吉尼亚双胞胎登记处对1902对双胞胎姐妹——她们有些是同卵双胞胎，有些是异卵双胞胎——进行了单人评估。弗吉尼亚双胞胎登记处有双胞胎的数据库，记录了近20年在该州出生的所有双胞胎。然后，肯德勒博士用统计模型分析这些双胞胎数据，以此来判断参与者的灵性与遗传因素、环境因素的关联程度，以了解灵性对参与者的心理健康是否有任何可记录的影响。

我没有时间在家里读完这篇文章，所以就带着它去上班。这项研究的结果令人震惊。

肯德勒博士在个人灵性和严格遵守宗教规则之间做了明确的区别，他把后者称为"个人保守主义"。在他的犹太 - 基督教大规模样本中，个人灵性主要衡量"寻求精神安慰的频率"和"祈祷频率"等条目，而个人保守主义主要衡量诸如"对上帝赏罚分明的确信"和"对《圣经》的字面意思的确信"等条目。肯德勒发现，对一些人来说，个人灵性和个人保守主义是同时存在的，但在研究数据中这样的人占比不多。严格遵循某一宗教教义的要求并不一定意味着一个人能感知到与更高力量之间的联结，或是在自己的艰难时刻会向更高力量寻求帮助和指引。换言之，一个人可能在个人灵性上的造诣很深，但在个人保守主义方面，其程度可能高也可能低；反之亦然。肯德勒的研究是第一个证明灵性与宗教信仰之间无相关性的重量级实证研究，即证明了人类的灵性可以伴随宗教信仰出现，也可以与其无关；反之亦然。

这项研究的下一组发现更加重要。肯德勒展示了灵性和心理健康之间三个重要的、尚未探索过的关联。

首先，低水平的抑郁症状与高水平的个人灵性有关。也就是说，如果你有高度的灵性，你就不太可能抑郁。

其次，肯德勒发现，个人灵性可以作为一种缓冲，以抵御应激性生活事件带来的负面心理影响，比如疾病、离婚或失去至亲。有趣的是，个人保守主义或宗教实践就没有同样的缓冲效果。个人灵性是一种个人与更高力量关联的感知能力，是一种具有防护作用的积极因素，与个人保守主义无关。

最后，肯德勒发现，个人灵性降低了终生酗酒和对尼古丁产生依赖的风险。有灵性的人不太可能上瘾。这项研究结果只显示了二者的相关性，而不是因果关系，但这是人类揭秘灵性对心理健康作用的开始。

接着，我读到了肯德勒博士研究中最重大的突破。

在双胞胎研究中，我们无法获得某个基因或基因组合与某一性状或诊断结论的一对一的关联，但我们可以从整体上了解某一性状或诊断的广泛遗传性。在这一点上，双胞胎研究被应用于智商研究、大多数形式的精神疾病（抑郁、焦虑、药物滥用、精神分裂症、双相情感障碍等）研究，以及大五人格特征（the "big five" personality traits）研究：对经验的开放性（openness）、尽责性（conscientiousness）、外向性（extraversion）、宜人性

（agreeableness）和神经质（neuroticism）。肯德勒的创新之处在于，他运用标准的双胞胎研究统计模型来测量灵性在多大程度上是天生的或社会化的。

他发现，灵性中有非常显著的基因贡献。具体来说，就是我们个人灵性生活的能力有 29% 是可遗传的。换句话说，人类的灵性之所以有差异，是因为一个人灵性的高低有 29% 由遗传决定，71% 由环境决定。也就是说，我们的灵性约有 2/3 是由我们的养育方式、身边的伙伴和所做的事情来决定的。但我们体验神圣和超验的能力也非常重要，约占 1/3 的比重，它是刻在基因里的，和我们的眼睛颜色和指纹一样与生俱来。

没有任何临床科学家发表过这样的研究结果——灵性是人类与生俱来的能力，是人类既可以遗传的自然属性，也是可以社会化的属性。在这之前，灵性一直被临床科学界视为等同于宗教的东西，被认为是一种信仰、一套观点、一种选择，或者人类处于艰难时刻的精神依靠；而不是人类经验的一部分，更不用说认为这部分生而有之的东西或许就是人类存在的核心。肯德勒的研究在科学界是开创性的，它认为人类可能天生就具有体验灵性的能力。

这项新的研究提出了一种可能性，即我们既是认知的、肉体的和情感的存在，也是灵性的存在。换言之，我们有可能天生就是有灵性的，而灵性可能是我们人类遗传的一个基本且必要的部分，它有益于我们的心理健康。肯德勒的开创性研究表明，灵性不是单纯的信仰，而是我们每个人生来就有能力体验的东西。它和任何先天能力一样都存在差异，比如学习一种语言或唱一首歌的能力。有些人天生就更善于演奏乐器或做数学运算。但归根结底，体验灵性的能力是我们与生俱来的权利。

当我在哥伦比亚大学办公室读完这篇文章以后，我小心地撕下肯德勒研究报告的那几页放进了我的提包，想让它时刻提醒我，通过科学这面透镜，我可以探究内心最深处的疑惑并找到可能的答案。

在此之前，肯德勒和我一直在同时进行我们各自的研究，彼此互不知晓，现在我们发表的研究结果可以互相证明。地铁上的祖母和孙女让我发现了灵性的代际传播所具有的防护作用；而肯德勒贡献了基因和流行病学的证据，证明灵性是一种人类先天的、基本的存在方式。地铁上的祖母和孙女拥有这种与生俱来的能力，所以她们不会把一个心烦意乱、衣冠不整、在车厢里扔鸡肉的男人，只看作是一个穿着脏牛仔裤的闯入者。这是一种人类固有的深层次的能力，但这种能力也可以后天培育。通过不同的方法和不同的数据库，肯德勒和我都发现，当我们培养这种与生俱来的个人灵性能力时，就可以抵御抑郁症。

我兴奋地写信给肯德勒，探讨我们研究的共同领域。我写道，你的文章令人惊叹。我告诉他，我一直把灵性视为儿童和青少年的一个心理韧性因素，并询问他我是否可以使用他的一些方法，在一个年轻的样本中检验个人灵性的影响和防护作用。我写道，如果灵性是一种与生俱来的能力，那么它就一定会发展，我想研究它是怎么发展的。

肯德勒给我回信，表示对我的项目很有兴趣，并鼓励我联系哈佛医学院的高级研究员罗纳德·凯斯勒博士（Dr. Ronald Kessler）。他领衔的团队建立了一个庞大的青少年数据库，数据来源于美国国家共病调查（the National Comorbidity Survey）——这项调查是美国首个具有代表性的全国范围的心理健康调查。美国国家共病调查本身也有重要发现。例如，调查显示，在过去一年内遭遇精神疾病的人中，只有 20% 的人受到了专业帮助。现在，共病调查数据正在帮助研究人员分析心理健康的其他大规模影响。

以凯斯勒随机抽取的 13 ~ 19 岁的青少年数据为样本，使用肯德勒最新建立的个人灵性变量（作为部分先天性的变量）和个人保守主义变量（作为几乎完全社会化的变量）模型，我开始调查个人灵性与各种心理健康指标之间的关系。肯德勒研究中受试者的平均年龄为 31 岁。我的研究在研究问题和相关性上与他的研究类似，只是受试者年龄小一些。肯德勒调查成年人，而我主要调查成长中的青少年，将科学的视角对准青少年的灵性养成。

在肯德勒 1997 年发表论文之前，心理学界还没有人厘清灵性与宗教的不同。他是第一个证明二者的不同的心理学家，他认为虽然宗教可以支持一个人的精神生活，但宗教和灵性是截然不同的。虽然人们也可以在信仰传统中实践个人灵性，但个人灵性包含着与更高力量或神圣世界的深层感知和联结——那是一种投入感和联结感，比如在痛苦挣扎的时刻会向上帝或万物本源寻求指引。肯德勒已经证明，成年人对宗教和灵性有着明确的区分，而灵性为他们带来了防护作用。我很想知道青少年是否也是如此，以及这些数据对于灵性认同的形成意味着什么。

我发现，年轻人也认为灵性和宗教是不同的，这一点与成年人不尽相同。与肯德勒的成年人（0.1级）相比，青少年的个人灵性和个人保守主义更具相关性（0.3级），这表明宗教和个人灵性之间的分离是通过个体化过程完成的。无论我们在什么信仰传统中成长，也不管我们是否有信仰传统，人类发展的一部分能力会辨别出我们接纳的事物和不接纳的事物，并找到属于我们自己的灵性意识。对于肯德勒研究中的成年人来说，这个过程已经完成了；对于凯斯勒数据库中的青少年来说，这个个体化过程仍在进行。

值得注意的是，我发现在青少年样本中，个人灵性较强的青少年患抑郁症的可能性要低35%～75%。肯德勒也发现了成年人的灵性与心理健康之间存在着相关性。但我的研究表明，灵性的防护作用更强——灵性对青少年的防护作用几乎是成年人的两倍。其他针对成人或青少年的心理健康干预，无论是临床还是药理学干预，都没有达到这种预防率。在我们最可能首次陷入抑郁症的风险窗口期，灵性的防护作用是最为强大的。具有高度防护作用的灵性出现的概率与抑郁症的发展风险并存。换言之，当心理健康问题出现时，对于处在风险窗口期的青少年而言，灵性有明显的防护作用。青少年因处在发育阶段而更容易患心理疾病，但这时的他们也能从灵性中获得最大的帮助。

我发现，灵性个体化的过程在其他方面也影响了韧性。例如，具有较强个人灵性的青少年，其产生药物依赖或经历药物滥用的可能性要低40%～80%。这个数字令人震惊。我不知道还有哪种预防或治疗模式能够达到类似的效果。

我想知道反过来的情况是否成立，即药物成瘾和抑郁症现象的增多是否代表着青少年的灵性受到了摧残。我回想起我在大学时的抑郁症经历，以及与我一起在大学健康中心咨询的同学，他们来中心寻找生命的终极意义和方向，却只能接受症状层面的治疗，没有人关注他们的灵性出现的过程。万一情况实际是，我们看到的青少年药物成瘾和抑郁症增加的现象，都只是因为他们在苦苦挣扎以形成自己的灵性，而我们却没有支持他们，那该怎么办？

有没有可能我们基因中的某一部分既可能让我们有患上抑郁症的风险，又同时拥有保持灵性意识的能力？抑郁和灵性是否真的是同一枚硬币的两面？或者它们是否可能有共同的生理学特征？万一，我们通过病理学诊断为抑郁症的情况，实际上有时代表着一种对灵性的渴望——人类在发展过程中正常的遗传性衍生出的部分，抑制或拒绝其发展则会导致不健康的结果，那么我们又该如何应对呢？

第五章

那个关照我的人

个人灵性是心理健康的一个重要因素，有待深入的调查研究；一个人患抑郁症的风险与他从灵性中获益的潜力有着密切的关系。

在我作为博士后进入美国国家心理健康研究所工作一年以后，我申请去哥伦比亚长老会医院的儿童焦虑和抑郁门诊部出诊。通过研究这些数据，我对青少年的韧性有了一些突破性的认识，但我想探索，在我们这个领域内要如何应用这些发现来支持那些本应充满活力的年轻人，让他们有更好的成长和发展。

长老会医院的门诊部在西大街 168 号大楼的第 7 层。与 6 号病区所在医院一样，哥伦比亚长老会医院也是一座古老的城市医院，大楼内电梯运行缓慢，长廊设计呆板。但是，与融入社区的 6 号病区所在的医院不同，哥伦比亚长老会医院的大楼显得独树一帜，高高耸立在河岸大道和哈德逊河宽阔的水流边。我们的服务对象来自哈莱姆社区和华盛顿高地社区。来看诊的孩子大多生活贫困，失去双亲，家庭状况堪忧。这两个社区最近又搬来了一些来自海地或多米尼加的家庭。许多病人都深受创伤，或者饱受虐待后遗症的折磨。除了治疗这些抑郁和焦虑的儿童和青少年，我还在研究韧性的动态变化，寻找能帮助最脆弱的孩子在充满挑战的环境中茁壮成长的治疗模式。不久，像伊利安娜——一个 13 岁的重度抑郁症患者——这样的病人，就让我对灵性和心理健康之间的关系有了新的认识。

　　我是在候诊室里见到伊利安娜的，那是她第一次来就诊。坐在蓝色塑料椅子上候诊的，都是一同前来的一家人，大部分都由母亲和祖母带着孩子前来。而伊利安娜孤零零地坐在她们当中，非常醒目。她穿着牛仔裤和红色短夹克，双臂交叉，弓着腰坐在那里，长长的黑发半遮着脸。她还没开口说话，我就能感觉到她的悲伤和孤独。

　　在我的办公室里，伊利安娜挑了把看似消过毒的漆木扶手椅坐了下来。她看上去个头不高、浑身僵硬，一只手紧紧抓着另一只胳膊的肘部，小臂横在腰间。她含胸驼背，整个上半身都蜷缩着，像是筑起了一道心墙。

　　她的眼睛盯着地板，语速很快，直截了当。"我父亲死了，"她说，"他在 194 号街开了一家熟食店。一天，店里进来了两个老熟人，父亲一直把他们当朋友看。但他们吸了毒，精神非常亢奋。他们打劫了店铺，然后开枪打死了父亲。"

　　她边说话边掉眼泪，那双黑色的眼睛溢满了悲伤，显得空洞无神。在我的经验中，抑郁症通常有以下两种表现：一种是人变得离群索居，孤僻避世；另一种是焦虑和紧张。伊利安娜的焦虑远多于疏离。她浑身紧绷，悲伤如影随形。即便如此，我还是能在她的内心中察觉到一种强烈的力量。每过一会儿，她就会瞥我一眼，好像在观察我的反应，确保我仍在听她说话，好像在衡量我是否能递给她急需的救生索。

　　"我母亲是个瘾君子，她的男朋友是个毒贩。我以前和我爸爸住在一起，"她继续说，"但现在我和母亲还有外婆住在一起。我外婆很严厉，我母亲则很少回家。"

除了上学，其余时间她都不能离开她们位于华盛顿高地社区的公寓。这个社区是个温暖的集体，邻居家的孩子们晚上都能出去玩耍，在大楼的门廊内互相串门聊天。但外婆不许她出去。伊利安娜感觉自己被层层围困在公寓里，内心无比压抑。于是她就把自己锁在房间里，把梳妆台挡到门前，不让母亲和外婆进屋。母亲和外婆也无计可施。她说她曾经是一个快乐的人，结交了很多朋友，但在失去最爱的父亲霍拉肖的三个月里，她变成了另一个人。无论在学校还是家里，她终日哭泣，绝望至极。她的老师注意到了她的突然变化，建议她去见学校的心理咨询顾问。因为学校位于哥伦比亚长老会的服务区，顾问就把她推荐到了我们的诊所。

伊利安娜在寻求帮助时表现出了惊人的勇气和韧性，但当我使用诊所的标准筛查工具来评估她的抑郁症状时——比如她是否吃得好、睡得好，是否忍不住哭泣或嗜睡，是否感觉绝望或人生毫无意义——我可以看到她的情况很糟糕。被筛查者得分越高，症状越严重。10 至 12 的分数就要引起警觉了。而伊利安娜第一次来访时，得了 27 分。

伊利安娜开始每周二来我这里就诊，但几周过去了，她的抑郁症筛查得分仍然居高不下，从未低于 20 分。我们诊所使用的两种主要疗法——认知行为疗法和人际关系疗法——对一些患者非常有效，但对她似乎没有帮助。

认知行为疗法（CBT）是当今最受赞誉的方法，顶尖研究生学院主要教授的也是这种方法。这种方法认为，我们的焦虑和痛苦源于我们错误的思维以及我们与之联系的方式。我们都有一些惯常的思维模式，它们会帮助我们理解对现实的感受。但我们处于抑郁或焦虑状态时，我们习惯性的感知和思考方式往往是失调的。在 CBT 中，我们试图将患者从这些扭曲的想法和模式中解放出来。治疗师在 CBT 中的工作是倾听患者功能失调的思维模式，确定潜在的核心模式（如：我母亲不爱我；我没有安全感），然后努力消除导致痛苦的错误信念。这种治疗方法可能非常有用，特别是当患者的痛苦来自破坏性的心理过程时，如恐慌症或恐惧症，或者患者的痛苦源于自我贬低型抑郁症或绝望型抑郁症。但伊利安娜的痛苦来自深深的悲痛和岌岌可危的家庭关系——这些是因失去至亲后伴随而来的创伤，她的痛苦并不来自对自己或世界的错误的思维方式。我试着去寻找有哪些不易察觉的扭曲观念会伤害她，但每次出现的都是这个无可回避的事实：她失去了父亲，她悲痛欲绝。

人际关系疗法（IPT）是我们在诊所实践的另一种结构化治疗方法，其前提是社会支持可以拯救一切——无论其病因为何，抑郁症都可以通过协调、和解、重新组织我们身处的社会环境，找到更好的导师和指导来治疗。对于年轻患者，IPT 常常通过加快其个性化（individuation）进程来帮助他们——让他们学会自己当家作主，利用好自己的资源。但伊利安娜已经在这么做了：她去了学校的辅导老师那里，然后来了诊所，每周都到我这里就诊。这都是靠她自己，她是一位杰出的自我救赎者。但对她来说最重要的一段关系——与父亲的关系——被斩断了。她父亲是她生命中的太阳，现在父亲走了，世界变得冰冷又黑暗。她严厉的外婆和不称职的母亲只会让世界变得更加冰冷，也没有给她带来任何能量，更没有任何成年人能帮助她重获父亲曾带给她的光明。

有时，伊利安娜会带来她精心制作的拼贴画，她会把一些青少年摇滚偶像的照片粘贴在一张白色纸板上。

"看看他，"她指着海报上一个十几岁的歌手说，"他看起来很可爱，不是吗？他看起来很善良。"

外婆不允许她和男孩说话，更不用说去参加聚会了，但她对这两件事都很好奇。她就像一个高塔中的公主，与世隔绝，无法融入世俗世界，但又渴望与人交流，只好通过这些照片想象自己进入那个她不被允许进入的世界。

这正是 IPT 可以发挥作用的场景。她无法使父亲死而复生，但也许她能想办法重新协调她现有的家庭关系，重塑她的世界，和世界多一些联结；也许她可以把梳妆台挪开，把门打开一些，让阳光透进来。

考虑到她家里糟糕的氛围，我想确保伊利安娜在努力改变家庭关系时得到尽可能多的支持。因此，在征得她的同意后，我邀请她的母亲和外婆来参加她的第五次治疗。我也不知道她们会不会来。但是在周二，当我去候诊室接伊利安娜时，她们就等在那里，坐在她旁边的蓝色塑料椅上。她的外婆是来自多米尼加的移民，穿着一件熨得很平整的白色上衣和一条修身长裙。深灰色头发挽成一个紧紧的发髻，梳子的痕迹依然清晰可见。老人笔直地坐在那里，攥着膝盖上的手提包，一动也不动。

伊利安娜的母亲则穿得随意些，一条牛仔裤和一双网球鞋，再加上一件破旧的夹克，配有肩垫和锥型袖子。她的头发垂在肩上。她没有蓬头垢面，但看上去疏远、冷漠。她很少和人有眼神交流，目光总是飘忽不定，很少见她正眼看什么。她三十多岁，不像个母亲的样子，更像个因为做了出格的事情而被叫来训话的青少年。我有一种强烈的感觉，她是被伊利安娜的外婆勒令来的。

伊利安娜的外婆和母亲想先单独和我谈谈，不当着伊利安娜的面。于是在我的办公室里，她们开始倾诉她们的悲伤和担忧。

"伊利安娜非常生气，她不愿意走出她的房间，"外婆说，"她锁了门。我不让她出去，她很生气。但是她 13 岁了，已经开始看起来像个女人了。我不想让她参加聚会。"她眼神犀利地看向我："我不想让她落得她母亲那样的下场。"

伊利安娜的母亲静静地坐着，看上去也没有因为这句话而感到被冒犯或吃惊，好像她对此已经习以为常。她对此的唯一反应是看了我一眼，不是请求我的帮助，而是好像在说："这就是事实，我们的确经历了这些。"

我转向伊利安娜的外婆："您非常想保护伊利安娜的安全。"

她挺了挺后背，收紧下巴，点了点头。

"您害怕如果您让她出去参加聚会，那么任何事情都可能发生。"

一瞬间，她的戒备之心消失了。她的神色看起来很坦然。"我必须告诉你一件事，"她说，身体微微前倾，快速、浅浅地吸了一小口气，"我小时候遭遇过性侵，十几岁的时候又遭遇过。"她指着伊利安娜的母亲说："我的女儿，也受到过性侵。"

　　两个女人都直直地看着我。伊利安娜的母亲点了点头。

　　"我们知道这有多糟。"外婆继续说。

　　在外婆为伊利安娜构筑的坚固堡垒和母亲对伊利安娜疏离的表象下，是她们试图保护一个小女孩的温柔又痛苦的心。但她们的善意是以伤害伊利安娜的方式进行的，而不是帮助她。我轻声问："伊利安娜知道你们的遭遇吗？"

　　"我们从未告诉过她，"外婆说，"我们想让你告诉她，就在这里，就在今天。"

　　她们回到候诊室，伊利安娜独自走进我的办公室。

　　当我告诉她外婆让我分享的残酷事实时，她低头看着地板，好几分钟没说话。她僵直又低垂的后背慢慢地放松，软软地塌了下去，最后她抬起头来，满脸都是泪水。"这太令人伤心了，"她说，"她们被迫经历的这些，让我很难过。"

　　即使在她自己痛苦的时候，她也能敏锐地感受到她们的痛苦。她似乎也有点不知所措，刚得知的消息让她不得不用新的方式来重新看待这个世界。

　　随着痛苦的秘密被公开，情况开始好转。这与我在住院部赎罪日礼拜活动中目睹的令人惊讶的情感迸发完全不同，这次突发的心理复位，给患者带来了新的意识和方向，似乎使她自发地从内疚和自卑的认知转变为自我价值感和宽容。和赎罪日活动治愈的情况不同，伊利安娜从抑郁症中康复的意义更为重大。这是一例按部就班、教科书级的康复病例。伊利安娜的焦虑逐渐减轻了。她的身体不再僵硬，她不再紧抓着自己的胳膊肘，就像在抵御即将到来的攻击一样。她开始和外婆在厨房的餐桌上吃饭，她把梳妆台从卧室门移开，外婆也终于同意让她和朋友们在门廊那儿一起玩。

但伊利安娜的悲伤加剧了。来诊室的时候，她窝在椅子里，越坐越低，后背弯得更厉害，眼窝深陷，闷闷不乐。她刚接受治疗时有两个问题：极度悲伤和缺乏与外界联结，她被困家中与世隔绝。现在她封闭的世界已经开放了，但失去至亲的巨大空虚感依然没有弥合。

在父亲去世 6 个月的纪念日，伊利安娜的奶奶为儿子举行了一个传统祭奠仪式，祈望与亡灵重新联结，祈求祝福，愿他能被超度，升入天堂。仪式结束后的一周，伊利安娜似乎心情好转了一些，但她在抑郁症筛查测试中的得分仍然较高。虽然已经从最初的 27 分降下来一些，但始终维持在 16 ～ 18 分。家庭和社会环境的积极变化并没能填补她父亲去世后留下的巨大空虚。我担心我们已经达到了标准治疗模式能够改善心理健康的极限。

就在这时，我这位年轻的患者自己找到了治愈的良方。

在举行纪念仪式几周后的一个星期二，伊利安娜来就诊时看上去脱胎换骨，整个人精力充沛、容光焕发。

"猜猜发生了什么事？米勒博士！"她喊道，"你猜！"

她被允许参加她就读的中学举办的舞会——这是她第一次被允许参加有组织的社交活动——前提是她身边有两个年长的表亲时刻陪着她。在舞会上她遇到了一个男孩。

"他和我跳舞，和我聊了很久！他是那么有礼貌，人又好，又可爱！但这还不是最让人高兴的。猜猜他叫什么名字？"

霍拉肖，她告诉我。和她已故的父亲同名。

我往前探了探身，好奇地想听听她对这个巧合的看法。

"这是一个征兆！"她说，"你没看见吗？我父亲一直在关心着我，就是我父亲派他来的。"

几个月来她都闷闷不乐，空虚而孤独。突然间，她变得充满活力，能够与人建立良好关系，仿佛打开了之前被关上的一部分，一个黑暗的角落被照亮了。这变化是如此明显、如此强烈，令我惊叹不已。

更令我惊叹是她的这次筛查成绩。自从她来我这里治疗，我都用同一个抑郁症筛查测试工具对她进行评估，跟踪她的进步。从她开始接受治疗到现在，伊利安娜的得分第一次降到了很低的个位数：5分。一些明显的重度抑郁症的症状基本消失了。

她遇到了一个善良的男孩，在她看来，这个男孩的到来证明了两件事：一是男孩并不都是可怕的、会虐待她或是要避之不及的；二是她的父亲在保护她，尽管他已经死了，但她与他的温暖和快乐的关系依然存在。在漫漫的人生路上，她父亲会和她一起同行，她并不孤独。

我学过的那些 20 世纪的临床治疗模式会这样解释，伊利安娜与男孩霍拉肖相遇的经历不过是个惊喜的巧合；要想痊愈，她需要克服悲痛的情绪，接受父亲去世的事实。但是伊利安娜真心感觉，她的父亲通过霍拉肖给她传递了一个信息：他在照顾她，即使没有他的陪伴，尘世生活也是安全的。随着时间的推移，尽管她没有与男孩霍拉肖保持联系，但她始终坚信父亲在保护着她。

在接下来的几周乃至几个月里，伊利安娜在心理健康筛查中的得分一直很低，抑郁的症状几乎完全消失了。她那机敏健谈、快乐轻松的性格又重新焕发出来了。

伊利安娜一直把她的康复归因于在舞会上的经历，当时她觉得有一股神秘力量让她直观感受到了父亲的亡灵。我很想知道，为纪念她父亲去世而举行的仪式是否也在这次觉知突破中起了一定的作用，使伊利安娜从觉得孤独变得感到被保护，从觉得无助变得感到被珍爱。是不是纪念仪式以某种方式让她在舞会上敞开心扉，帮助她注意并特别关注与这个名叫霍拉肖的男孩相遇的特殊意义？不管发生了什么，伊利安娜经历了人际关系的治疗——即使与她重新协调关系的人已不在人世。

我绞尽脑汁，不知能做些什么来帮助伊利安娜。她相信自己与已故父亲之间仍有关系，这会不会是无稽之谈？伊利安娜感觉是她的父亲在对她的生活进行调节，这是不是一种妄想？这会妨碍她接受父亲死亡的事实吗？已故父亲在生命中持续存在的这种内心觉知，在严格的精神分析模型中一定会被解释为一种愿望或幻想，并把这个她唯一认真交往过的男孩和她父亲重名这件事解释为一个偶然事件。无论有多么巧合，她都赋予了这件事意义。我回想起自己在耶鲁度过的黑暗的冬天，我怀疑生命的意义，没有身份认同感和目标感。经历过孤独和悲伤的黑暗，伊利安娜已经找到了自己的意义和与外界的联系，她不再孤单了。她没有失去父亲，父亲和她在一起，她感到自己有人保护、有人指引并有人疼爱。如果我用经典的精神分析治疗法来治疗她，我可能会在两个方面伤害她：一是否定她内心的认知；二是否定她对世界充满意义的感知。

当我遇到伊利安娜时，她一直沉浸在孤独和失落中，并以这种态度来看待生活。她被困住了，孤身一人，她无力让父亲回来，也没有能力改变母亲的缺席和滥用药物的现状，更无法保护母亲和外婆免受以前的虐待。再多的自我救赎也无法消除这种痛苦，她的无能为力让她感到压抑和被禁锢。但现在，她改变了视角。她依靠自己的力量，从根本上改变了她对同样的现实和环境的看法。现在她的视野更为宽广了，她认识到，即使是在痛苦中，她也是安全的和被保护的。她看到自己即使在痛苦和悲伤的时刻，甚至在最糟糕、最黑暗的时刻，世界上仍有爱和光照耀着她。

作为一名临床医生，我很高兴看到伊利安娜能恢复健康并一直保持这样好的状态。作为一名科学家，我想知道到底是什么让她的心理从一种框架转变为另一种框架；其他人是否可以同样通过心理框架的转变而得到治愈，是否可以有意识地、有目的地进行治疗？

我把我的疑问告诉了我的一位临床主管，她态度明确地摇了摇头。"你很重视她的经历，这非常好，"她说，"我们在这个群体中看到的灵性，是病人背景文化的共同点，相对来说是缺乏教育所致。我们要尊重患者的多样性，但他们毕竟是被诊断为患有精神疾病的病人。"

即使父亲没有去世，生活也让伊利安娜陷入了抑郁。她是一个处在青春期的女孩，这已经是一个巨大的危险因素了。而她的母亲和外婆都是性侵的受害者，这意味这个创伤留下的后遗症会或多或少地影响着伊利安娜。她的抑郁症确实很严重，几乎达到了她所能承受的极限。然而，她的康复效果显著，在与我继续合作的几个月里，伊利安娜的症状得到了可靠而显著的缓解。

伊利安娜的例子是一个风险与韧性的研究案例，她的故事解释了流行病学调查揭示的道理：个人灵性是心理健康的一个重要因素，有待深入的调查研究；一个人患抑郁症的风险与他从灵性中获益的潜力有着密切的关系。

虽然我已经在肯尼思·肯德勒的研究中明确看到了灵性与心理健康之间的密切关系，也在我自己的流行病学研究和临床工作中有所发现，但这种关系在这一领域仍然被忽视了。

1998年，在我遇见伊利安娜两年后，我意外得到了一个机会，在重要的学术论坛上，我提出了这个问题。哥伦比亚大学主办了一场大型圆桌会议，邀请心理学领域的知名科学家和新兴科学家在会上介绍他们目前的研究成果。一位博士后同行在论坛汇报开始前的一周来找我，问我是否愿意代他发言。他在漫长的临床培训之余，还得熬夜在精神病院查房，过度的工作已让他筋疲力尽，所以他想把名额给我，让我去做会议发言。我对凯斯勒的青少年数据的研究只进行了一半，可能需要再花些时间来研究数据才能让研究结果更有说服力。但我对自己的发现感到兴奋，因此我抓住了这个机会。

当我坐在礼堂听众席上，等待戴维·谢弗博士（Dr. David Shaffer）介绍我时，我本以为自己会紧张得要命，他是哥伦比亚儿童和青少年精神病学分部的主席，为人颇有威势，令人望而生畏。每当有人走进房间，那两扇金属门都会砰的关上。这时，四位业内资深同行大步走了进来，端坐在前排，他们衣着整洁。其中一位女性同行是人际关系治疗法的主要倡导者。在遇到伊利安娜的儿童焦虑和抑郁诊所，我们使用的主要治疗模式就是人际关系治疗法。她的标志性研究表明，青少年最需要学习的是为自己发声，而大多数青少年抑郁症源于他们没有能力找到合适的导师来指导他们重整自己的世界。坐在她旁边的那个男性同行研究的是药物对儿童和青少年焦虑症的影响。他研究的参与者大多来自华盛顿高地社区——伊利安娜隔壁社区的孩子。他会通过诱导恐慌来展开实验，然后让孩子们服药并测量药物的镇静效果。我尊重他的研究兴趣，希望他能帮助年轻人减缓焦虑，但他的研究方法总让我感觉过分苛刻。因为在 6 号病区实习时，我见过有病人依赖药物治疗，却未能完全治愈，这让我对依靠药物进行治疗的趋势保持着警惕。但就像会议室里的所有研究者一样，他资历深厚、能力非凡。这是我的大好机会，在这些最有资历的科学家面前展示我的重要发现，而和我一样的从业者们也能应用它来帮助病人康复。

因此，当谢弗博士走上讲台开始介绍我时，我感到十分兴奋。作为儿童和青少年精神病学分部的主席，他接受我去该部做博士后项目，让我可以继续开展我的研究。他是一个身居要职的严肃男人——哥伦比亚大学医学院一位有影响力的领导，一位研究自杀问题的世界级专家，妻子是 VOGUE 杂志的知名编辑——他热爱科学，常常对科学研究中的发现感到欣喜若狂。今天，他的眼睛闪闪发光，并以一句个人评价结束了他的介绍。

"我从未想过宗教或灵性可能对精神病学产生重要的意义，"他说，"但后来，在研究儿童和青少年的自杀问题时，我发现了数据中闪烁着令人意想不到的微光。我们基于学校进行了相当大规模的心理病理学筛查，发现很难确定抵御自杀意念的变量。没有单独哪一个变量会显示谁会自杀或不会自杀——除了一个变量，那就是强烈的个人灵性，它是唯一一个与自杀相关的变量。我们很偶然地发现了这一有趣的事实。米勒博士则致力于这方面工作。"

我几乎是一路飘到了台上，他的鼓励犹在耳畔，一直鼓舞着我。心怦怦乱跳，我开始分享我的流行病学发现，即灵性与较低水平的药物滥用率和较低水平的抑郁症发病率之间的相关性，以及关于灵性的发展数据及代际数据。当我借助幻灯片来讲解我的发现时，前排的一个男人身体前倾，眉头紧锁。

在我发言结束时，他是第一个提问的人。"这个关于灵性的想法，"他说，"你是怎么想到的？"

我还没来得及回答，坐在他旁边的那个女人就举起手说："我只是想弄清楚这些数据的真正含义。灵性不可能有如此大的作用。"

"这是社会效应。"还有人这样帮腔。

"我在分析中控制了社会效应，"我解释道，"灵性和抑郁症之间的关系不受社会效应的影响。"

"你是怎么测量的？"前排的女人问道。

我翻回到相关的幻灯片。"我使用了通常的标准化测量方法，"我说，"和您用的方法，以及绝大部分同行使用的测量方法相同。"

许多人开始窃窃私语，整理着文件袋和资料，起身准备离开。而那些没走的人也眯着眼睛看着我，一副迷惑不解的样子。

"这些是衡量社会效应的常规测量方法，"我重复道，"灵性和心理健康之间存在的联系，是完全不受社会效应影响的。"

坐在前排的我的同行摇了摇头。"一定有其他关于社会效应的变量，"她说，"一定有一个隐藏的变量才能解释这种明显的关系。"

这是老生常谈：一些隐藏的变量是导致这一发现的原因，而研究者无法测量或控制这个隐藏变量，因为没有人发现过或看到过它——人类还不知道它是什么。对我来说，千方百计不遗余力地证明它的存在是件极为有用和重要的事情。但是，如果不考虑一个已经清晰明确的变量——灵性——的相关性，而去关注一个模糊的、纯假想的、无人定义并且无人观测过的变量，似乎也是不科学的。我上台发言，就是希望展示一种治愈患者的可能性。但我发现，我的发声似乎只是成功地引起了大家普遍的不安。

肯德勒博士在 1997 年发表他的研究报告时，也招致了类似的批评，这与我自己的研究经历如出一辙。人们对他说："你所谓的灵性其实就是人格，你没有把个性作为控制变量。你也没想过探究一下这个看起来像是灵性的东西，是否是因为某些人的不敏感气质或内向型性格。"他是最杰出的遗传流行病学家，以确定精神疾病的遗传程度而闻名于整个领域。他发现双相情感障碍有 60%的遗传性，精神分裂症 80% 以上是可遗传的。人人都认可这些发现，并使用他的方法进行鉴定。但一旦他提及灵性，一波又一波的批评就不断袭来，他们抨击道："这个问题你研究得不够细致。"

因此在 1999 年，也就是最初研究发表两年后，他又做了这个研究，这一次确定了大五人格特征与个人灵性的关系。他发现人格与灵性特征是彼此独立的——只有一处相关：经验的开放性。那些对新体验持开放态度的人也更有可能具备灵性。但是二者又没有完全重合，对新体验持开放态度也不一定直接导致一个人更具灵性。他的这次研究可以回答由最初研究引发的一个问题，但无法化解整个学界对灵性能否作为科学研究分支的争议。

尽管我们常常赞扬所谓的科学客观性，但科学往往会遵循——也最终强化了——文化的发展趋势。纯粹的科学方法是客观的，我们如何研究一样东西是有严格规定的；但我们研究什么东西往往会随着文化的品位和喜好而改变。20 世纪 90 年代末，肯德勒博士和我研究这个课题时，人们对心理学和心理健康的生物学基础有着浓厚的兴趣。但没有人发现任何与灵性相关的生物学因素，因此灵性在当代科学或心理学中没有一席之地。该领域认为，生物学是真实的，而灵性不是真实的。之所以有这种对立的观念，是因为根本没有人去观察灵性是否有生物学基础。公认的事实并不是经过科学检验的确定的东西。因此，当我的同事们听到我基于科学提出灵性问题时，都很不解，他们无法找到灵性的归属学科。在他们构建的心理学模型中，也看不到灵性的存在。于是很多人毫不犹豫地选择拒绝接受它。

我的汇报在圆桌会议上受到质疑和冷遇后，谢弗博士打电话让我去他的办公室，我有点惊讶和紧张，不知道会发生什么。他的办公室在大楼的一角，可以俯瞰哈德逊河，我坐在他宽大的办公室里，谢弗博士坐在一张巨大的桌子后面。

"这真的很了不起，不是吗？"他说。

"什么了不起？"我问。

"嗯，这项发现的重要性。"

我点点头。是的，这很了不起。这就是我为什么如此渴望分享这些数据。

"这对于治疗年轻人来说意义非凡。"

我再次点了点头。

"我想给你讲个故事，"他继续说，"多年来，我妻子和我与本部门行政助理洛安关系甚好。几年前，洛安90多岁的母亲得了绝症，她邀请我们去看望她母亲。我们坐在她母亲的房间里喝茶。

老人家半躺在床上，看起来病得很重。我问她感觉如何，她说，'哦，我一点也不担心，'她对着我会心一笑，很平静地说，'你知道，我已经整装待发了。我要去见我的造物主了。'"

谢弗博士看着我，眼睛里闪着光。"这还不了不起吗？"他说，然后他告诉我，"我提名你参评威廉·T.格兰特学院学者奖（William T. Grant Faculty Scholars Award）。"

除此以外，我还获得了第二个职业发展道路上的奖项，是由美国国家心理健康研究所颁发的。国家心理健康研究所奖和威廉·T.格兰特学院学者奖，这两个奖项都享有盛誉，备受尊敬——在哥伦比亚大学的精神病学系，还没有人同时获得过这两个奖项。这些奖项所附带的资源是惊人的：我获得了五年的研究资金，可以继续开展抑郁症治疗、灵性发展和青少年韧性方面的研究。

更令人激动的是，我用圆桌会议上展示的数据写成了另一篇文章，并发表在"橙色杂志"上，这表明科学已经强大到可以改善本领域中一些治疗方式，如治疗伊利安娜这样的患者的方式。对于那些曾问及灵性是否与心理学有关的同事们，我们现在可以肯定地回答："是的，这是风险和韧性问题，这是精神病学，是儿童和青少年心理健康问题。"

第六章

敲门声

在那一刻，我的内在生命体验和外在生命
体验神奇地合二为一，我觉得有什么东西在指
引我，像是一个更大的秩序或生命力量。

与此同时，我的身体也戏剧般地展开了生物学和灵性之间关系的讨论。在我读博士后期间，菲尔和我决定要一个孩子。为人父母一直是我们人生计划的一部分，是我们共同的人生愿景，就像当初我们恋爱、结婚、开创事业一样。现在我们已经结束了学业，开始了职业生涯，经济上也趋于稳定，人生稳步迈入第四个十年，时机已经成熟了。这与其说是一个决定，不如说是件顺理成章的事。

　　但是几个月过去了，我还是没有怀孕。每一个周期，我们都会经历从希望顶峰跌到失望谷底的历程。在多次尝试失败后，我的医生进行了标准化检查，但结果没有显示出任何病症。我们没有任何生物学上的原因导致无法怀孕。又过了几个月，我仍然没有怀上孩子。

　　"可以考虑进行一定的干预措施。"我的医生最终建议，她递给我一摞治疗不孕不育的彩色宣传手册。

　　那天晚上，我和菲尔仔细研究了这些小册子。他似乎仍沉浸在换了工作的满足感中，他终于不用穿着工作服挤地铁或等电梯，为此他大大地松了口气。但通勤是个问题。自从我认识菲尔以来，他的脸上就洋溢着一种轻松的笑容，从不轻易发怒。但是路上的汽车喇叭声和挑衅滋事的现象让他变得紧张易怒。他再也无法忍受城市的喧嚣了。他开始睡在客厅的地板上，远离窗户，用毯子裹着头，只求安静一会儿。他辞去了日复一日的枯燥工作。但他的事业也没有因此而蒸蒸日上，我们俩都没有。我们被怀孕这件事困扰，这是个我们从未接触过的事，什么雄心壮志、热情干劲都不能帮助我们渡过难关。我们研究了小册子，学习了所有的缩写词——人工授精（IUI）、体外受精（IVF）等——词汇本身就是给人希望的尝试。

一天晚上，我问他："我们别住在城里了，怎么样？如果我们住在乡下呢？你觉得你会快乐吗？"

"我不知道。"他说。他是一个彻头彻尾的美国东海岸人，是我见过的最坦率的人，坦率到有时会让人感到不舒服，尽管我一直觉得这让人很放心。我相信他知道自己想要什么，能直言自己的想法。"我们的朋友在这里。如果我们离开这个城市，我们会交到什么朋友？"他说。

这是个好问题。在这里，我们拥有强大的人脉网和繁忙的社交生活，但我们感到很孤独。那是一种被切断的感觉，单调乏味，甚至有时生活越繁忙，我们越感到空虚。也许离开城市会让我们感觉到与他人、与彼此乃至自己产生更多的联结。我们周末开始在纽约和康涅狄格州的乡村地区进行探寻，看看哪里适合我们。我们沿着乡间的蜿蜒小路行驶，看着光线穿过树林，菲尔僵硬的脖子和紧绷的下巴就会放松下来。我们停下来加油的时候，我听到鸟儿叽叽喳喳的叫声。即使这是内陆地区，当风转向时，你也能闻到大海的味道。一个星期天，我看到一个开放日的广告牌，就让菲尔把车停在路边。随心所欲地找房子成了我们周末必做的一件事。我们看到了荷兰殖民者和维多利亚时代的农舍，以及在悬崖边建有梯子、高空走廊和棱角窗的建筑奇观。我可以想象出我们正在寻找的理想之家：有一个平整的长满绿草的院子，院子里种着高大的树木。它不在郊区，而是在农村。鸟鸣啾啾，水波粼粼。

那是 1997 年 11 月的一天，我们在森林中驶过一条蜿蜒的小路，距离康涅狄格州 95 号公路几公里的样子，然后沿着一条陡峭的车道行驶。就在那里，我们看到了心仪的房子——索格塔克河小岛上的一座老渔屋。河水汹涌澎湃，白浪翻腾。看着它的样子，听着它的声音，都能感到它源源不断的活力。湍急清澈的河水映照着河的两岸，直到天色渐晚，光线反射回岸边，与天空交相辉映。我站在河边的时间越久，就越感到它的活力，不仅仅是跳跃的水面和舞动的灯光，还有来来往往的鸟、水獭等野生动物。我感觉到河水不断地冲刷着我，就像水冲洗石头一样，它不断地奔涌，声音悦耳动听，让我完全平静了下来。回到城市里，我的思绪就变得支离破碎，整个人都紧张不安。但在这儿，我的大脑感受不到停滞和破碎。它像一整片海浪、一整片天空。房子本身舒适迷人，光线充足，老木屋的主体部分被改成了一个巨大的开放式起居室，有整面墙的巨型落地窗，两边是卧室。我当即就觉得：这就是我们心中的理想之家。

在深冬时节，我们买了房子，疲惫不堪地站在起居室里，周围都是成堆的箱子和物品，直到那时，菲尔才惊恐地看着我，问道："哪里可以吃到中国菜？"

房子里一点食物都没有，当然附近也没有餐馆或酒吧，或者街角的沙拉三明治摊位。这里根本就没有街角，只有我们那片安静的土地和通往彼岸的小桥。我们再次挤上了车。在所有的找房之旅中，我们从未注意过市中心和购物中心的位置。我们对它们不感兴趣。我们一直忙于寻找理想的生活，却没有为我们的实际生活制定计划。我们以为自己可以做出重大改变，变成乡下人，但我们根本不知道该如何在这里生存，根本不知道可以去哪里找吃的。

菲尔驱车飞快地行驶在通往城里的羊肠小道上。当时已经快晚上 8 点了，还会有什么地方营业吗？开上邮政路的时候，汽车发出刺耳的尖叫声，邮政路是西港的主要街道，有一片低矮的购物中心。大部分窗户都是黑的，干洗店和药房全都关门了。但紧接着，我们看到了它——唯一亮着的招牌，像是黑夜中指引着我们的灯塔。菲尔迅速开进几乎空无一人的停车场，就在经理要关门的时候，我们像冲刺一样跑进了安吉丽娜餐厅。看着我们满脸的期待，经理引导我们来到座位处，我们一下子瘫坐在塑料椅子上，点了比萨。菲尔惆怅地摇了摇头，指着窗外黑乎乎的停车场里的一块牌子。上面写着：Post Plaza（邮政广场），但字母 P 被损坏，碎成几片挂在那。

菲尔说："我们在 Lost Plaza（失落广场）。"

我们开车回家，灯火通明的房子在树林中闪闪发光。我们似乎也能看到房子里的家人们：有人在厨房水槽旁，父母和孩子舒服地围坐在炉火旁或电视机前。但当我们把车停在新家的车道上时，家里一片漆黑。我们离我们想要的生活还相去甚远。

一年后，也就是 1998 年，又一次受孕失败后，一天晚上，菲尔和我站在浴室的水槽边刷牙。然后他转头看向我，说："我们可以试试人工授精。"

人工授精是现有手术中创伤最小的。我们做了两次手术，还是没有孩子。在第三次尝试时，诊所来了一名新护士，大约 45 岁，是临时代班的。她一边哼着歌，一边帮我调整好位置，准备好注射器。

"好啦！"她说，把菲尔的精子释放到我体内，"一个新生命正在产生。"

就这样，我们第一次受孕成功了。在最开始的几周里，我所有的自我意识全都是那种身体里孕育着一个生命的喜悦。菲尔和我要做父母了！我像在心里举起一盏灯，感受着它带给我的温暖、希望和承诺。再过几个月后，我们就会看到那个全世界独一无二的小家伙了，我们已经深深地爱着他。即使是生活中那些无聊的时刻——洗碗、清理餐桌上的邮件、开车去哥伦比亚大学办公室——都有了意义，这都源于我们对孩子满满的、无尽的爱。

在我第一次做超声波检查的前一天晚上，我梦见自己在圣路易斯的家里，那是我小时候住的地方。在那个粉红色的厨房里，我和母亲一起度过了很多时光。在这里，我得到了无微不至的照顾和关怀，得以茁壮成长。在梦中，我站在水槽旁，那是母亲的位置。突然，我感到一阵深深的悲伤。我跪在地上，哭着说："他死了，我从来没有了解过他。"

我如释重负地醒过来。幸好那只是一场梦，一场噩梦。悲伤萦绕着我，但幸好这不是真的。我轻轻抚摸着我的肚子。我没有向菲尔提起这个梦。越说就会越相信它。不管怎样，我怀孕了！我洗澡后穿好衣服，那个梦的影子还在我的脑海里打转，我都表现得不屑一顾，一遍又一遍地告诉自己，我甩掉它们了。我怀孕了！当我在去诊所做超声波检查的路上，我已经忘掉了梦中的悲伤，重新鼓足了勇气。

当超声技师把超声探头放在我的腹部时，凝胶让人发痒。我激动得头晕目眩，期待着第一眼看到孩子的那一刻，我在黑暗的房间里闭上眼睛，感觉探头滑过我的皮肤。

然后探头停了下来。"我去叫医生。"技师说。

等医生的时候，我赤裸的腹部感觉到一阵寒意，手臂上冷得起了鸡皮疙瘩。医生轻快地走了进来，用探头滑了几下，然后不带感情地说："婴儿的心脏停止跳动了。"

突然间，心中的那盏灯灭了。医生无法从医学上解释孩子为什么没有保住。但这一场亡故对我是个沉重的打击。生命曾经来过，现在却逝去了。

我必须回家告诉菲尔。听到我说这些，他整个身体蜷缩起来。我抱着他，他抽泣不已，泪流满面。我从没见过他那样哭过。

我的很多朋友都来安慰我、鼓励我，她们很多人都怀着宝宝或孩子还很小。她们说："你怀上过一次，就很容易再次怀上宝宝的。"

但事实并非如此。菲尔和我仍然执着地想要一个孩子，然而事与愿违。我们找遍曼哈顿的生育专家，在东海岸四处奔波，下定决心找到合适的医生或诊所。我打电话给我的高中女同学们，因为她们当中有人成功地进行了体外受精的治疗。如果她们的医生在波士顿，我就去波士顿。

有一次周末，我们待在波士顿的父母家，这样我就可以早上见医生，下午回家上课。我走进书房，想从壁橱里拿些东西，发现里面装满了婴儿衣服。蓝色、粉色和黄色的小套装，按婴儿尺寸到一岁的升序排列。显然，我一告诉母亲自己怀孕的消息后，母亲就开始为她的外孙准备东西了。那满满的衣柜，是藏在心里的满满的希望，是对一个尚未到来的圣洁而幼小的生命的期待。这一切令我完全崩溃了。

更令人崩溃的是，在这之后，我们又做了一次尝试。当涂有凝胶的探头在我肚子上滑过时，我坐在椅子上等待结果，期待能听到一声心跳。等待的那几分钟非常难熬。我们似乎一直处于等待的状态之中，等待着从未到来的东西。

我会沿着康涅狄格州小镇的古雅街道散步，看到路上的行人有的推着婴儿车，有的牵着孩子的手。我会去朋友家的婴儿受洗日，看着一件件漂亮的宝宝服从铺着衬纸的精美礼盒中取出，我也尽量勇敢面对。我们坚持尝试生育治疗，但一直都没有成功。

而且我想要宝宝的渴望越强烈，每一次失败后我就越感到沮丧和失落。我知道我陷入了一个困境，但我不知道怎么摆脱它。

于是在 2000 年初，菲尔和我来到费城，找到一家可以实施体外受精的诊所——宾夕法尼亚大学的生育诊所，这里是体外受精法的发源地，很多科学家在伍兹霍尔研究所研究海胆，并由此发明了体外受精法。

"我们当然可以让你怀孕。"医生说。

我已经记不清顶尖医疗机构的资深医生说过多少遍这种话了。我不想听自己内心的声音说，他是错的，我也敲错了门，不该去 IVF 诊所，不该想成为一个母亲。但让我停下来的，不只是我的直觉，还有我的身体。我打了太多的针，肚皮瘀青肿胀，我担心那些注射的激素会让我生病。

然而，任何人都找不到生理上的原因来解释我为什么没有怀孕，所以我告诉自己不要失去希望。这位医生的成功率很高，我的大脑还在说服自己。我填了表格，服用了药物，然后医生在我的子宫里植入了一个胚胎。

我不得不卧床休息，菲尔陪我待在酒店房间里。酒店坐落在优美的里顿豪斯广场边，房间外是宁静的公园。我们安顿了下来，点了外卖食物，想在电视上找点好看的节目。但是当菲尔想换个频道时，他发现遥控器是坏的。于是我们就只能看这一个频道，正在播放一个关于里约热内卢垃圾场的无聊纪录片。一个孤儿正站在一堆垃圾上，通过翻译接受采访。

"我不在乎我不能上学，"他说，"我不在乎我住在垃圾堆里。

但是没有人爱我，这让我很痛苦，我只能靠闻胶水来赶走痛苦。"

我屏住呼吸，看着菲尔。"在那儿有个孩子需要我们。"他先说出了这句话。

我不知道在电视上看到这个孤儿意味着什么，也不知道在我们想成为父母的过程中是否有什么外在的东西会改变。我仍然非常想怀孕，仍然在不确定和沮丧中挣扎。但对我来说，当时听到这个孤儿的故事，让我觉得很有意义。它给了我一丝希望，让我认识到我和那个男孩都属于同一个现实，同一个整体。

当体外受精治疗再次失败时，熟悉的绝望情绪逐渐袭来。但黑暗中又穿行着一种新的感觉——一种对事情究竟会如何发展的好奇。

接近年末的一个下午，我又接受了一次体外受精治疗，心情沉重地回到家，熟悉的感觉再次袭来，肯定还是不管用。当我走到前门时，脑子里一片混乱，不知道该如何是好，我偶然向下瞥了一眼，看到门阶上好像有什么东西：黑乎乎的、湿漉漉的，只有手指大小。我弯下腰仔细地打量着它。一个喙和小小的蹼足歪歪扭扭地来回摆动：是一只小雏鸭。我用一个信封轻轻地把它挪到门边的地上。

我穿着衣服就上床了，睡了一个漫长的、令人沮丧的午觉。我既害怕菲尔回家，又害怕下一次产检时得到的可能还是坏消息，胚胎没有植入——还是没有受孕成功。持续不断的敲击声终于把我惊醒了，声音响亮而清晰，盖过了湍急的流水声。当我从前窗向外张望时，看到一只成年的母鸭正在用嘴猛地推门：嗒，嗒，嗒。我打开门，发现鸭妈妈给我带来了一件礼物：一条丰满多汁的虫子。她把它扔在门槛上，然后摇摇晃晃地转身向河边走去。

在那一刻，我的内在生命体验和外在生命体验神奇地合二为一，这是一个意义非凡的时刻，不太可能只是偶然。我觉得有什么东西在指引我，像是一个更大的秩序或生命力量。鸭妈妈出现的那一刻，就是生物之间可能存在着深层联系的证明，那是一种融合统一的感觉。我甚至感觉到了希望。

第七章

内外一致

当我的内在生命体验和外在生命体验同步时，我内心充满了愉悦和自信，但没有什么模型能够充分描述或解释我体会到的这种感觉。

在经历鸭子敲门事件之后，更多的同步时刻出现了。有一次我在纽约一辆巴士上，突然，旁边的陌生人对我说："你看起来像是那种会去世界各地收养各种孩子的母亲。"

几天后，我的母亲打电话给我。她和我爸爸居住在波士顿的郊外社区，她常在那儿做志愿者，但和她一起工作的那个人不太尽职。

"一般我不愿说什么，"母亲跟我说，"我做我的事就好了。但90%的活儿都是我干的，这也太过分了，我正准备跟她当面说呢。但后来她告诉我，她因为刚刚领养了一个俄罗斯婴儿，所以会忙不开。她邀请我去看看这个孩子，孩子名叫罗伯特·亚伯拉罕，是个漂亮又健康的男孩，可爱极了。"

共时性现象屡见不鲜。就好像我先看到电视上的孤儿，然后又看到鸭妈妈，诸如此类的事件便接二连三地发生了。就像在一次原型探索（archetypal quest）中，我渐渐地能接受帮助者和疗愈者给我的引导了。我逐渐意识到，他们就像太平洋山脊和阿巴拉契亚山道上那些被徒步者称为"山道天使"的人——他们为疲倦的徒步者提供食物、帮助和短暂的休息。我的未来还有很长的路要走，充满未知。但我不再感到孤单，我感觉自己一路走来都会有他人的支持和关爱。

但心理学无法解释我的个人经历和诊疗经历。我感到当我的内在生命体验和外在生命体验同步时，内心充满了愉悦和自信，但没有什么模型能够充分描述或解释我体会到的这种感觉——这种愉悦并非来自我获得了什么，而是我在这个世界上又重新找到了自己的位置。心理学对疗愈的认识似乎还很有限：无外乎是我们粗略地看看这个世界，然后拼凑出它的意义；或是当我们能够为生命中的事物赋予更积极的意义时，我们就感觉好多了。而我从自己丰富的旅程以及疗愈病人的过程中看到的却并非如此。事实上，与其说是我们把更积极的意义强加给世界，不如说是当我们以某种方式——通常是通过斗争——让更大的意义显露出来时，疗愈就自然而然地发生了。共时性现象似乎就是以这样的方式出现的，即使身处黑暗和痛苦之中，也会使你对世界有全新认识。

现在，我是哥伦比亚大学教育学院的一名教授，自创了一门给研究生的灵性和心理学课程——在常春藤学校开设的所有课程中，这都是首次。我第一次教这门课时，在学期之初我给学生留了个作业，让他们写一写自己经历的某个时刻：你深信自己的内在觉知，并从直觉上相信这件事的意义；即便没人和你有同样的觉知，也没人相信你。每周学生来上课的时候都没人交作业。"您能不能再明确一下这个练习的要求呢？"他们问，"我们不知道您想要什么。您说的'内在觉知'是什么？"每周，我都得重复我的要求："我希望你们能告诉我，有没有一个时刻你很确定一件事，尽管其他人告诉你这是错的。"

最后，就这样大概过了五六个星期，一位留着黑色卷发的姑娘举起了手。"这很有趣，"她说，"米勒博士，您非常清楚地解释了这项作业，可是我们下周回来上课时还是有很多不解，就来请您再解释。我认为这是因为我们上学的这么多年，从幼儿园到大学，再到研究生，总是想弄明白老师或者教授想要的是什么，试图学习我们要理解的观念。尽管花了很长时间担忧应该思考什么，我们还是不知道我们在思考什么。"她指出这种讽刺的现象：人们的受教育程度越来越高，却越来越没有能力相信自己的觉知。

我们在学习时究竟发生了什么？如何确认我们认知的真实性？如何相信我们可以以不同的形式进行感知呢？共时性现象——当两个明显不相干的事件在意义或意识层面上结合在一起时——似乎是一种容易理解的方法，可用于解释和证实这些内在觉知，以及那些一闪而过的意义和灵感。

荣格提出共有三类不同的共时性：（1）当你内外生命体验中发生的事件表现为互相联结的同一件事时（比如我梦到丢了孩子，结果第二天就流产了）；（2）你外在生命体验中的两三件事表现为互相联结的同一事件时（如巴士上的男人和我母亲都和我谈到的跨国领养）；（3）不同人的经历表现为互相联结的同一事件（就像电视上的孤儿在谈论他渴望被爱的时候，我和菲尔也期待找到一个孩子来关爱）。对生命纯粹机械的理解，不会认为两件事是一个统一整体的两部分，而是认为这些事件要么彼此独立，要么有直接的因果关联。但荣格给我们的两点启示是：第一，在意识层面上，两件截然分开的事件其实是一体的；第二，一个人的内外生命没有真正差别，二者是合一的。

我和我的研究生开始将共时性现象作为一种灵性觉醒的要素来进行探究。其中一个学生叫莉迪亚·卓（Lydia Cho），后来到哈佛医学院的麦克莱恩医院继续深造，而后成为一名心理学家和神经心理学家，她做了关于共时性现象的研究。在一个研讨会的开始和结束，她分别进行了半结构化访谈，唤起受访者对这段经历的回忆。随后她进行了数据分析。研究发现，共时性现象研究的参与者对这个现象越有意识，他们经历的共时性现象就越多。同样的，我们对共时性现象的注意越多，它就越明显。好像我们越是睁大眼睛去看它，共时性现象就发展得越强、越丰富可见。

卓还发现，这种对共时性现象感知的增强与灵性觉知的提高是共生的，也与更好的心理健康状态相辅相成。我们越是进入一种开放的冥想状态，我们就越能感知到共时性现象。也正因为如此，我们才会更加关注心灵，更能意识到我们生命中的指引、联结与和谐统一。

我想要知道这一切为何发生，以及是怎么发生的。

马克·伯曼博士（Dr. Marc Berman）和他在芝加哥大学的同事们做了许多关于注意力的研究，结果表明，当我们专注于一个先验的目标或想法并去关注周围的环境时，我们就会带着这个想法进行观察；当我们运用这种自上而下的感知方式时，它就会对我们看到的东西进行过滤。这对我们有好处：目标或想法有助于缩小我们的注意力范围，让我们只关注相关的东西。但我们的感知领域同时也受到了限制。我们的大脑无法感知任何不符合先验观念的东西。例如，如果你早上醒来想着要开车去兜风，当你环视房间时，你已经在寻找钥匙和太阳镜了，并且琢磨着是出门前煮杯咖啡还是在路上买。为实现上路这个目标或者想法，你专注于自上而下的注意方式，缩小观察范围，减少无关想法。用这种方式看待世界很有益处。它使我们能够行动起来——走出家门，不会被任何可能吸引我们的事情分散注意力，无论是新闻标题还是没洗的盘子。自上而下的注意力帮助我们专注于手头的任务、想法或目标。

但自上而下的感知并不是看待世界的唯一方式，也不总是最好的方式。有时候，我们更需要自下而上的感知，用一种更开放、更现实的方式来看待周围的一切；你不只是在扫视房间，然后有选择地关注能帮助你实现目标的东西。因此，你的感知范围将会更广；而那些最显而易见的或者在情感上联结更为紧密的事情就会赫然出现。比如，你为和兄弟之间的交流不畅而感到担心，那么当你走过人行道，碰到路过的十几岁的孩子们，你就会想起自己那时和兄弟姐妹们的关系。或者，你好不容易挨过孩子蹒跚学步时一次次跌倒爬起的崩溃阶段，你突然看到一位母亲对着购物车里的婴儿唱歌，这让你想起了为人父母的快乐。你的所见所闻会打破那个熟悉的循环——你脑海中不停重复着的熟悉的想法和担忧的循环——或者会把你唤醒，让你看到之前的盲区。新的观察令你在情感上感到丰沛或重新认识了某件事的意义，并为你指明新的方向，这也许能促使你获得新的洞见或采取新的行动。伯曼团队的研究及其他相关研究为我们开启了一扇大门，让我们认识到，通过学会这种自下而上的注意力，我们的感知力会得到加强，而这又会有助于我们看到更多的共时性现象，正如我们看到的卓的研究成果。

共时性现象不仅是感知或意识的问题，它也是一种物理现象——一种在世界上确实存在的现象。就在我充满失落的时候，我真的在家门口发现了一只小雏鸭，而且就是在那一天发现的，不是过去或未来；鸭妈妈真的把一条虫子带到了门口；公共汽车上的一个陌生人不可能知道我的痛苦经历，但他跟我提到了跨国收养的事。我们很多人都有过这样的经历：我们可能会突然想起一个很久没见过、没交流过，甚至想都没想过的人，然后第二天我们就在拥挤的街道上碰到了他；或者，我们可能会在朋友刚好给自己打电话或发短信的时候也正好拿起手机要跟她联系。没有什么外在的原因可以解释这种巧合。

但这样想就能解释通了：如果我们采用自下而上的感知方式，就更有可能注意到共时性事件。但首先是什么导致了共时性现象的发生呢？是什么让我们的内在体验和外在现实在一些看似随机甚至不可能发生的巧合事件中保持一致？

自艾萨克·牛顿在 17 世纪末发表了一系列奠定经典物理学基础的成果以来，我们已经了解到，一些数学方程支配和解释着物理世界的基本性质。当我们扔出一个球、转动一个曲柄或采取其他行动时，我们能预测到接下来会发生什么。对于物理世界的行为方式，我们知道有用、准确和一致的信息。例如，牛顿对引力和运动定律的创新理解，尽管在当时是颠覆人类认知的，但现在已成为理解世界如何运作的基础方法。

但正如物理学家在一百多年前发现的那样，经典物理学并不总是有效。它适用于以日常速度运行的日常物体。但是，当我们试图预测或描述极端事物的运行轨迹时，如非常微小的东西（电子和粒子）、非常大的东西（恒星）或非常复杂的东西（生命系统），它就行不通了。于是，物理学的一个新分支——量子物理学——应运而生，它是在经典物理学无法准确描述所有现实的基础上产生的。量子理论解释了电子和粒子出乎意料的行为——我们对这些世界的基本问题一无所知，直到我们的研究边界开始向两极拓展，在越来越宏大以及越来越微小的范围内探索物理世界。量子物理学促成了计算机、数码相机、激光器和发光二极管（LED）等主要技术的进步。这也可能有助于解释共时性现象的物理性质。

英国物理学家托马斯·杨（Thomas Young）是最早阐明量子物理学一个重要方面的科学家之一。尽管他严格按照经典物理学范式进行研究，但他在1801年的双缝干涉实验却揭示了一个重要发现，即物质实际上可以表现为波，反之亦然，这后来成为量子物理学的主要原理之一。当时，人们普遍认为光是由粒子构成的。但是，杨用光源照射一块表面有两条平行狭缝的金属板，他在金属板后面放了一块探测屏，用来观察光线穿过狭缝时发生的变化。

他看到了令人惊讶的一幕，光线投射到屏幕上的样子并没有像预期的那样，形成与两条狭缝的大小和形状一致的不相交的光斑。穿过平行狭缝的光线在屏幕上实际形成了一个明暗相间的干涉效应条纹。杨因此得出结论，这是由两个光波同时通过狭缝时形成的干涉效应造成的。亮带是波动相互叠加的地方；暗带是波动彼此抵消的地方。但只有当光是由波而不是粒子组成时，才能解释这种带状干涉图案的形成。

但事实证明，这并非那么简单。光的运行方式既不完全像粒子，也不完全像波；它两者都像。后来的多项双缝实验表明，可以监测到独立通过每个狭缝的单个光子，并且光在不连续的点上被探测屏吸收，就好像屏幕是被单个粒子击中的，而不是被光波冲击。更令人惊讶的是，在 20 世纪初，科学家使用电子（极微小物质）进行了双缝实验，发现它们表现出了相同的波粒二象性。现在我们知道了，原子和分子也是如此。所有物理事物的运行方式都既像波又像粒子。

但这怎么可能呢？粒子和波在本质上似乎是矛盾的。粒子是局域性的，它们的位置在空间和时间上都是可以测量的。粒子就像一个微型网球，即使是在运动中，它在同一时间也只能在一个确切的地方，并且其运行轨迹都是可预测、可测量的。波不是局域性的，它们不断地分散和扩散，可以同时存在于很多地方；它们的频率可测，但它们没有精确的位置。

量子理论解决了这一悖论，它认为波是所有现实的基础，即在基本层面上，万物都可以像能量波和概率波一样运行。在粒子具有精确位置或能量或速度之前，它们是以波的形态存在的——同时存在于物体的所有可能状态中。在粒子成为粒子之前，它们以量子波的形式存在，由抽象的数学波函数表示，这些波函数显示了我们可以对物体进行的所有可能测量（位置、能量、速度等），以及当你进行测量时，你会得到一个特定结果的概率——也就是说，如果你去看，你就会在某个特定位置上看到这个物体。量子波是如何变成局域的粒子的？我们不知道。但我们也可以说，当波函数坍缩成具有精确位置的粒子时，唯一改变的是我们对它的测量，换句话说，是我们的注意力。正是我们的测量行为使波具备可测量性——从而使它成为特定的、局域性的存在。存在于量子现实中的东西，通过我们对它的观察，开始存在于日常现实中。我们的注意力使存在于可能态的波坍缩为一个单点。

德国物理学家维尔纳·海森堡（Werner Heisenberg）用另一种方式描述，作为一种干预手段，我们的注意力是如何改变现实的。根据海森堡测不准原理，我们不可能同时精确测量粒子的位置和动量。这是因为你在观察时不可能不干扰所测量的系统。如果你想精确地测量一个粒子的位置，你就必会干扰它的动量。由于所有物体均具有波的内在属性，现实的结构必然存在不确定性，要想确定地测量现实的一个方面，必然会使其他方受到影响。了解一件事意味着不了解其他事。两件看似无关的事情实际上是相关的，它们共同表征一个整体。

随着波粒二象性和不确定性原理的出现，量子第三特性——量子纠缠彻底改变了经典牛顿理论对现实的看法。阿尔伯特·爱因斯坦和他的同事鲍里斯·波多尔斯基（Boris Podolsky）以及内森·罗森（Nathan Rosen），在 1935 年首次从理论上讨论了纠缠；从 1964 年开始，科学家约翰·贝尔（John Bell）和艾伦·阿斯派克特（Alain Aspect）等人没有局限在理论上，而是通过实验展示了纠缠。量子纠缠发生时，粒子间的联系非常紧密，一个粒子发生的变化在另一个粒子上也会同时显现，哪怕粒子间距离相隔光年，也是如此。

例如，如果一对电子同时产生，其中一个会向上自旋，另一个会向下自旋。但在测量之前，两个电子都没有明确的自旋。它们处于"向上"和"向下"机会均等的叠加态上：它们的自旋既互联又未知。另一种思考的方式是，在测量它们的自旋之前，两个电子同时既向上又向下自旋；但当它们被分离并被测量时，每一个电子的自旋都变得确定且明了。测量中，一个总是向上自旋，另一个总是向下自旋。那么，一个不确定自旋是如何变成一个确定自旋的呢？每个电子是如何"知道"自己的自旋与另一个电子相关的？

爱因斯坦被纠缠弄得困惑不已，于是将其称为"远方的幽灵行动"，并终生坚信一定有什么隐变量才能解释这种现象：这两个看似相隔遥远、无法发生联系的电子，却能发生这种即时联系的现象。已知的传统经典理论无法解释。但是爱因斯坦正在努力证明一个公认的假设，这个假设非常合理，甚至看起来都不像一个假设。当时的人们假设现实是以局域性为边界的，如粒子的一切都固定在一个位置。但是，量子物理学对此产生怀疑，如果我们不假设它的局域性呢？如果粒子相互间有联系，即便它们在物理距离上是分离的，又会怎样呢？如果粒子可以同时存在于多个地方呢？

三百年来，物理学是建立在相距甚远的物体不能直接影响彼此的概念上的，这是我们对世界构建方式的共识。量子理论解决了纠缠的非局域性悖论，即粒子在看似不可能互相影响的情况下，纠缠粒子的性质也会相互关联。自 1964 年以来的大量实验表明，非局域性影响真实存在。量子物理学告诉我们，两个粒子不是独立的实体，可以说，它们同属于一个实体。世界不是由单个粒子组成的，而是一个不可分割的整体。我们的注意力让我们看到现实同时有两种表征：点和波，独特性和统一性。

量子物理学能否为共时性的发生和原因提供解释或指导呢？如果粒子是相互纠缠的——即使相距遥远也能相互关联，那么人——由许多粒子组成的人——是不是也会紧密地、不可分割地纠缠在一起呢？共时性现象发生的时刻有没有可能是那些处在可能状态的波被识别为粒子的时刻？或是某些人的"上旋"决定了我们的"下旋"的时刻？

量子物理学能为心理学提供新的范式吗？提供一种能感知和驾驭我们既是粒子又是波这个现实的方式？

马丁·塞利格曼曾告诉我，在宾夕法尼亚大学的一次研讨会上，一位演讲者播放音乐，打开闪烁的圣诞灯，让观众观察声音和光线的变化规律之间的关系。人们提出了各种各样的理论，用不同的比率来描述音乐节拍与灯光明暗之间的关系。接着，等人们热烈地争论完，演讲者告诉大家，其实根本就没有规律——声音和灯光之间根本就没有联系。一定要发现一种联系的做法：就是将一种统一的意义强加给本来随机的、不相连的各个部分。这种意义是硬加上去的，而不是事物原有的。

心理学似乎就卡在这里了，认为现实和牛顿原理一样不完整，受到三个限制性假设的约束：（1）大脑创造了思想；（2）所有的意义都是解释；（3）调整我们的思想可以让我们更快乐——要对那些令我们不快乐的想法提出质疑、进行辩论，要用新思想取代令人沮丧的旧思想，让我们获得更愉悦的体验。但是，如果大脑并没有创造多少思想，而更多的是在接受思想呢？如果我们的大脑不是思想的产生者，而更像是接收更高意识体的天线或停靠站，又会怎样呢？如果想要感觉更开心，其实就要用心觉察并遵循这种开心意识呢？如果情绪能引导我们看到世界的本来面目呢？

我对共时性现象的这些发现揭示了关于治疗的重要内容：让人感觉更开心的方法不仅有创造新思想，或者用更快乐的想法来取代不快乐想法，还有通过关注生活，遵循生活本来的样子。这并不意味着我们能得到解答先验问题的明确答案。生活不是摆在眼前的邮购目录册，不是精心挑选物品后就能得到订购的货物或答案。灵性觉知是一种立场，而不是一种交易。我们永远无法保证我们会得到想要的，或者我们认为我们想要的。例如，当关注到共时性现象，获得灵性觉知时，这是一个信号，尽管存在不确定性，但我们遵循着生命动力的指引。

在看到小雏鸭并收到鸭妈妈送来的虫子之后，又过了一个月，我仍没有怀孕，但我也没有放弃当母亲的愿望。那天的午觉醒来，我感到很郁闷，但也突然发现自己并没有与世隔绝，而是和世界有着深深的联结。我发现我正在振作起来，我在正确的地方，走在自己应走的道路上，我正掌控着自己的人生。我很痛苦，怀疑自己没有孩子是否还能活下去。然后我听到生活告诉我，我们周围有那么多的爱、关系和互联。你是生命本体的一部分。抑郁症并没有让我看不清全局，那个敲门声点醒了我。

2000 年下半年，在发现小雏鸭几个月后，我和菲尔来到匹兹堡的一家收养机构，坐在机构的小房间里，看到房间里的每面墙上都贴满了来自美国各地家庭的照片。他们收养的婴儿或更大点的孩子都来自俄罗斯，照片里的每家人都笑得很开心。在最近一次试管受精失败后，菲尔和我又想起了我们住在费城酒店房间时的冲动——在看到纪录片里的垃圾场男孩渴望被爱时，想要收养他的冲动。全世界的孩子都渴望被爱，我们也渴望给予爱。母亲让我们联系了那个帮助她朋友收养罗伯特·亚伯拉罕的机构。他们说我们可以先填写领养初期的文件和调查问卷，但我们决定考察一下这家机构能否帮助我们收养到适合的孩子，我需要和这些帮助我们的人面对面地进行眼神交流。

"你需要诚实地告诉我，"该机构的一位女士说，"你想要一个什么样的孩子？"索菲·格瑞尔俯身看向我，目光坦诚而直接。她 60 岁了，是一位拉比的女儿，非常重视为孩子找到适合的养父母。

我环顾周围所有照片上的幸福家庭。有尚在襁褓之中的婴儿，有坐着婴儿车或手推车的蹒跚学步的孩子，有正在换门牙的孩子，有穿着毕业礼服和挥舞学位证的青少年。每一张照片都有非常突出的特点，那就是爱。我感到非常震撼：养育子女的定义是爱，做父母意味着以新的身份去爱。我曾痴迷于想要一个孩子——或者说就是想要怀孕——却忽略了更大的格局：做父母是最伟大的爱的体验。

"我不在乎这个孩子是什么种族，"我说，"我不在乎性别。但是拜托，我想要一个有爱的能力的孩子。"

她看着菲尔问道："那你呢？"

"丽莎说的我都同意。但是……"他不好意思地笑了，"但我有点喜欢女孩。"

那天晚上，匹兹堡的职业冰球队赢得了一场季后赛，整个小镇都疯狂了——音乐震天，人们在街头举行狂欢派对。我们也走上街，感受着那种活力和热情。自几年前我首次怀孕以来，这是我第一次感觉自己走在了正确的轨道上。

为人父母就是去爱。在认知上，我明白这句话的含义。从父母爱我的方式中，我也体会到了这一点——一家人围坐餐桌前的暖意，当母亲问及我一天的情况时闪亮的眼睛和爽朗的笑声，以及爸爸一如既往的深思熟虑，在思考我的话时慢慢点头，这都让我体会到父母对我的爱。但坐在匹兹堡收养所里的那天，被周围充满爱意的家庭照片环绕，爱以一种全新的方式触动了我。我感受到爱是一切的基础，在我成为母亲的旅程中，爱必不可少。

又过了几天，我有了一次深刻的体验。那晚，我突然从沉睡中醒来，菲尔在我身边安睡着。我感觉到房间里充满光亮，尽管房间里没有开灯。我感觉到某种存在（presence），但我只能形容它是当下的某种存在。我的心跳开始加快，笔直地坐在床上。这个当下的存在对我说话了，我没听清楚，但我感觉到了，感觉到了它的共鸣。**如果你怀孕了，你还会领养别的孩子吗？**强大的存在问道。

"不。"我对着深夜说道。我不假思索地脱口而出，但这是事实。我想要怀孕，这个小生命能表达菲尔和我的爱，也是传承我们家族传统的人，有着和我们一样的模样。这是我最想要的。

我一开口，这个当下的存在就不见了。不管来到我房间的是谁或是什么东西，它所在的那个空间，都再次关闭了，黑暗又袭来了。

第八章

召唤所有迷失的孩子

　　我想我们在生活的不同阶段都会受到某种召唤。它是一种建议或提示，促使我们思考我们有多大意愿去改变现状，去找到真相，或者去发现我们错失的东西。

"嘿，哥伦比亚教授小姐，"2001年春天，我的表姐简这样取笑我，"我还以为你是个聪明人呢！"

我站在艾奥瓦州机场的登机口，最后一分钟才赶上飞往苏城航班的我，仍有些恍惚迷茫，登机口工作人员的催促广播还回响在耳边。但我走出飞机，踏上摇摇晃晃的金属楼梯，就被草原的气息给迷住了。这里离海很远，你可以闻到土地的味道——浓郁、甜美，来自记忆深处的熟悉感，我已经多年没有回过中西部地区了。

这次意外的旅行是我为了成为母亲所做的最后一搏。简之前给我打电话，用她一贯坦率又朴实的口吻说："如果你还是想要个孩子——如果你真的想了解到底是怎么回事——你需要到这里来，明天就来。"简是一位临床社工和治疗师，她有时与附近的拉科塔社区的心灵疗愈师一起工作，他们会举办为期一天的仪式。她认为西医无法做到的事，他们可以引导我做到，于是她为我征得了疗愈师们的同意，允许我和她一起参加仪式。我把手放在自己的肚子上，那里因为大量的注射已经满目疮痍。我已经做了太多次体外受精，我觉得菲尔和我再也无法继续忍受这种屡战屡败的循环了。我还愿意接受另一种干预治疗吗？何况这还与我作为科学家所接受的训练相去甚远。我拿着电话走到外面，光着脚站在甲板上，看着河水拍打岩石，夜光被喧嚣笼罩。"我会来的。"我说。

但这段旅程开始得并不顺利。

"你去错地方了，不是这个苏城。"简通过机场电话对我说。

我本应去南达科他州的苏福尔斯市，但我飞到了艾奥瓦州的苏城，两地距离约 160 公里。

"典型的菜鸟错误，"简说，"如果你现在启程开车过来，还是能赶上吃晚饭的。"

简，我一直叫她大简，因为她比我大 13 岁，和我父母的年龄更接近。我们之间隔着半代人的差异，她更像一位导师和引导者，而不是同龄人。在我最早的一张婴儿照中，她躺在我身边，穿着一条黄灰色格子迷你裙，凝视着我的眼睛，好像我是她的孩子一样。她一直都在极力地保护我，而且还坚持让我知道事情的真相，赤裸裸的残酷真相，她是唯一一个告诉我家庭纠纷真相的人；在我进入青春期前，她让我意识到什么是我们的身体，什么是我们自己；她为我的成功感到高兴，也总有办法让我不要得意忘形。

我租了一辆车，在春日的阳光下朝正北方向驶去，穿过开阔的平原。我背井离乡已久，但当那些家乡的标志性特色出现时——比如每年这个季节都能看到色彩异常鲜亮的绿树，还有人们特有的发音方式——我都深感安心。离家多年，我已记不起艾奥瓦州的田野有多么广阔和平坦。成片的耕地已长出绿色的嫩芽，很快就会长成高耸的玉米秆。州际公路两旁，阡陌纵横，一望无际，点缀着红色的谷仓和带有宽阔前廊的白色农舍，像是在邀人前往。

我调着收音机的频道，想听些乡村音乐——一种希望和悲伤的奇妙组合——保守的谈话类电台节目，基督教音乐。这些欢快的宗教歌曲让我想起了小时候在圣路易斯那些早起的清晨。尽管我是犹太人，但我在周日起床的时间比我父母要早得多，比电视台晚上停播时显示的那些彩条变为电视节目的时间还早，所以我不会错过福音唱诗班的任何演出，整个早上一个接一个地演。我已经忘记了那些穿着长袍的密西西比河歌者的深情，却记得小时候的我穿着睡衣跳来跳去的快乐，每个小组唱歌时我都会跟着跳舞。那种无忧无虑的快乐我现在却感受不到了。多年以来，我一直在程序化的学术生活和严谨的科学研究中埋头苦干，又被不孕症困扰着。而现在，在远离我的小家和熟悉的日常生活后，我突然意识到：我一直以来所做的一切都是错的。正如我的表姐简在电话里开玩笑说的那样，单靠聪明不能解决这个问题。

当我到达苏福尔斯时，落日将西边的地平线染成了琥珀色，田野闪耀着金色的火焰。在广袤的天空下，我顿感自己的脆弱无处遁形。我是如此的孤苦伶仃，无依无靠。忧患和疑虑席卷了我。

我是不是又走进了一条死胡同呢？我对我要去会面的人几乎一无所知，也不知道我们要做些什么，需要经历怎样的灵修过程。我一直对美洲的土著文化有着浓厚的学术兴趣，我在我的灵性和心理学课程教学大纲中加入了一些关于美洲土著灵修的文本阅读材料。但我来南达科他州不是为了学术活动，也不是为了进行人类学研究。大简邀请我去体验一种对我来说完全陌生的生存方式和治疗方式。我真的愿意接受这一切吗？它符合我接受的学术训练和对世界的先验理解吗？

我想我们在生活的不同阶段都会受到某种召唤。它是一种建议或提示，促使我们思考我们有多大意愿去改变现状，去找到真相，或者去发现我们错失的东西。大简的邀请就像是我生命中的这种召唤，走在日落时分的大草原上，我的内心发生了变化。虽然悲伤和空虚仍占据心扉，但我还是感到我已经站到了一个新的门槛前，换了一个角度去看待世界。我驶离高速公路，向着夕阳奔去，即使周围充满质疑和困惑，我心中一直坚信：作为科学家，我确信，真相必现。

当我到达位于南达科他州的大简家时，她热情地拥抱了我，把我领进厨房。厨房里有股刚从地里拔出来的甜菜的味道，菜上带着土，绿叶还没摘掉。她是我认识的第一个成为素食主义者的人，远在吃素成为主流饮食习惯之前。她赤诚的情感和热爱手工制品的艺术鉴赏力体现在家里的各个角落——有机食物、天然食物、手工缝制的被子、备用的木线。她从烤箱里拿出一盘热气腾腾的菜，指着一摞编织的垫子和大地色系的陶瓷餐具，让我放在深色的木桌上。简天生就有种能抚慰人们痛苦的本领。她洗了好多菠菜和罗马生菜的绿叶，又切了胡萝卜和西红柿来做沙拉，为我做足了第二天的食物准备。

治疗仪式分为两部分。早上，整个社区的参与者都聚集在扶轮社（the Rotary Club）的小屋里，分享他们的个人经历——他们寻求疗愈的环境和情况。没有人会强迫你发言，但每个人都会被邀请。到了晚上，男人和女人会分开去参加汗屋仪式（inipi），这是一种净化和祈祷的仪式。我们会进入一个像桑拿屋一样让人出汗的小屋，这是为这个仪式临时建的小屋，治疗师会利用土、水、火和空气的神圣力量祈祷疗愈。

"仪式都是关于灵魂复活的。"简边用大木勺搅拌着沙拉边说。"伊尼皮"的意思是"再活一次"，汗屋的结构代表宇宙的子宫，我们将从中获得净化和重生。

我把手放在肚子上——这是怀孕妇女的普遍动作，她们热爱并保护着自己体内孕育的生命。对我来说，这是一种本能的动作，但永远伴随着失去的痛苦。我热泪盈眶。简拿着沙拉碗从我身边走向餐桌，用手拂过我的背。

简的丈夫和两个女儿——上初中的迈克拉和上高中的伊娃来到桌前和我们一起吃饭。自她们上幼儿园以来，我就没见过她们。现在，她们已经长成自信、能干的小姑娘，像她们的母亲一样务实、直率。她们和我聊着班上的情况和朋友。我深爱着的、务实的表姐已经有家有孩子了。这让我食不下咽。

第二天早上，当走进扶轮社小屋参加上半场的治疗仪式时，我感觉自己就像来参加某个陌生人的家庭聚会一样，走错了地方，尴尬无比。我和这个仪式显得格格不入。简和我是仅有的出席仪式的白人。房间里大约排了两百把折叠椅，我坐在后排，试着融入其中，做一个礼貌的观察者。

没有人宣布当天的仪式流程和内容——每个人似乎都很清楚。一切进行得有条不紊、自然而然。人们一个接一个地来到屋子前面的麦克风前讲述自己的故事。讲话的时长不受限制，许多人分享创伤后应激障碍、成瘾症或性虐待给自己带来的痛苦和困难，有些人说了有二十分钟之久，每个人都全神贯注地听着，没有人打断讲话者。每个人分享完，都会有人为他敲鼓。大家也都随着鼓声起立，排成一队和演讲者进行私下交流，分享那些感动他心灵的东西。有些人窃窃私语，有些人说话时向前俯身。社区每个成员都这样出现在每一位演讲者前，好像每个人都是这个网络的一部分，彼此已经深深地联结在了一起。

演讲是我的日常工作。我可以对着一个班的学生讲课，在学术会议上发言，在人群中讲话时从不紧张或磕巴。但在这个小屋里，我无法正常讲话。我知道我是受邀而来，能感到自己是受欢迎的，也能参与其中，而简，身为我的支持者，热情而充满爱心，此刻就在我身边。但我就是无法开口说话。我熟知怎样对各类不孕不育诊所做调查，安排诊疗时间。但我不知道怎样讲述自己的故事，怎样坦白自我，怎样向人求助。于是我只能听着。

有一次，一位酋长站了起来，眼里含着泪水。他张开双臂。"我的儿子，"他说，"是我收养的，我把他放在我心里的第一位，伟大的神灵瓦坎·坦卡（Wakan Tanka）在各个方面将我们联结在一起。"我的后背发凉，脑海里闪过匹兹堡收养机构墙上相亲相爱的家庭照片。

在仪式进行的八个小时里，人们倾听、分享并给予回应，没有人走出去。傍晚时分，我们吃了点东西，恢复精力后再回来参加仪式的后半部分。在黄昏时分我们进入了汗屋。

当我走进一个由柳树枝支撑、兽皮盖顶的圆顶帐篷时，我感到比在小屋里更尴尬、更无所适从。帐篷里点着火，温度很高，室内烟雾弥漫。我们围成一圈坐在鼠尾草编制的床上，只有简和我不是拉科塔族妇女。其他人都穿着牛仔裤、衬衫。我穿得像要去吃早午餐一样，穿着一双黑色运动鞋和一件白色波点短裙。空气热得几乎让人无法忍受。幸好帐篷底部露出了一条小裂缝，一股凉爽清新的空气吹进来，我使劲挤到那条缝旁边。

当女巫医主持开始仪式时，我已经汗流浃背了。她开始祈祷，依次看着我们每个人。当她的目光落在我身上时，她在祈祷词中加入了一句欢迎语："我不知道这个女人是谁，我也不知道她为什么来，但您派她来了，"她吟诵道，"那就让我来帮助她。"

屋子里的火烧得更旺了，气温变得更高。每个女人都受邀依次发言，说出她们来这里的原因，分享自己的痛苦以及被治愈的渴望。一位妇女谈到了她的儿子——40多岁，正在努力戒毒，他已经很长时间都没回过家了。另一名妇女的儿子，只有14岁，却染上了毒瘾。许多妇女分享了他们的儿子生病、受伤或失踪的故事。分享按照座次轮流进行。我是最后一个。大简在我的左边。当轮到简时，我感到她知道我还是不知所措、无话可说，她就替我说了。

"我是大简，这是我的表妹丽莎·简，"她说，"她来这里想寻求怎样能怀上孩子。我们能帮她得到自己的孩子吗？"

黑暗中围着炉火的女人们用深切的目光看着我。她们点点头，一起应声。她们的存在让我感觉很踏实，感觉有人在支持我。在这里，渴望治愈并不意味着你千疮百孔、支离破碎，这只是生活的一部分。这些女人能理解那种心情——渴望拥有自己的孩子。

女巫医用拉科塔语背了一段祷词，其他人也加入进来。我感觉到祈祷合为一个整体，它聚集在我们当中，以我们为中心。它聚在火边，然后迅速攀升，"咻"的一声，带来了一个新世界。我们的团体中像是有一道光射向它，一阵风吹向它。我们的合力祈祷似乎点燃了这种能量。

我们离开帐篷，进入凉爽的深夜，呼吸着清新的空气，头顶着一片广袤明亮的星空。

第二天早上我起床时，简递给我一杯咖啡，吻了吻我的脸颊，然后就去上班了。我开着租来的车去机场之前，先给家里打了个电话。菲尔没接电话，所以我拨通了语音信箱。在我和简离开汗屋仪式后，语音信箱里有一条留言。我的心顿时怦怦跳了起来。是父母出了什么问题吗？还是菲尔？他为什么不给我打电话？我喉咙一阵发紧，赶紧按"1"接听语音留言，屏住呼吸，听到一个陌生女人的声音。是收容所的索菲，拉比的女儿，电话是从俄罗斯打来的。

"我们为你找到了一个孩子。"她说。是一个六个月大的男孩，很快就达到俄罗斯可以合法收养的年龄，目前被安置在圣彼得堡的一家孤儿院里。

几周后，我们收到了一段视频，视频中是一个快乐的男婴开心地做着各种手势，举着手臂，对着一位护士微笑。"爸爸，爸爸。"他用俄语咕哝道。这太好了。他那么纯真，那么可爱。他浑身散发着纯洁强烈的爱，像高强度的激光一样。一种无比巨大的幸福感将我包围起来，那种迎面扑来的强大的爱，如潮水般向我袭来，将我穿透，宛如奇迹。我被潮水托举着、推动着前行。

　　那天晚上，夜深人静，伟大的存在再次出现——那种完全意义上的存在，它出现在虚空中，闪着亮光。它问道，*如果你现在怀孕了，你还会领养孩子吗？*

　　"会！"我说。我热泪盈眶。我已经见过我们的儿子了，让人想捧在手心里，"会的！"我又大声叫道。

　　菲尔动了动，醒了过来。我拥抱了他。

　　"我们给他起名叫以赛亚吧，"我说。这是一个希伯来名字，意思是耶和华（神）是拯救者。"以赛亚·拉科塔。"

　　"好的。"他笑着说，然后吻着我。那天晚上我成功受孕了。

第九章

城堡与海浪

　　我这一辈子都认为，我的工作就是建造这个完美的沙堡并保证它的安全。但城堡最终倒塌了，我突然看到了城堡之外的一切——海滩、大海和海浪。

我所知道的科学知识根本无法解释我的故事。它无法回答为什么一群在南达科他州为她们的儿子祈祷的妇女，能在同一天晚上帮我在俄罗斯找到一个孩子；也无法回答为什么五年来我的身体无论怎么努力都无法完成的事，突然间就完成了。我对这个神秘的事情感到敬畏。我渴望了解这一切是怎么发生的，以及为什么会这样发生。

同时，我也从专业的角度出发，去探索个人灵性能有效抵御抑郁症及其他形式的精神痛苦的原因和方式。在我们的日常生活中，灵性存在于何处？在我们体内还是我们的大脑？还是意识当中？为什么它会对我们的精神健康产生如此强烈的影响？在我看来，它之所以有防御作用，是因为当你进入灵性觉知时，你会用一种不同的方式体验生命，你的观察、感觉甚至走路方式都会有所不同。但我们从生理层面能看到这种意识的存在吗？我们可以帮助患者有意识地进入这种状态吗？

我还不知道如何推进这些问题的研究，但我们对抑郁症的生理学解读正在一点点加深。苏珊·诺伦－霍克西玛（Susan Nolen-Hoeksema）是耶鲁大学的一位资深同事，她曾早我几年在宾夕法尼亚大学求学，师从马丁·塞利格曼教授，获得博士学位，现在是抑郁症和思维方式关系研究的领军人物。在探索为何女性患抑郁症的概率是男性的两倍时，她发现女性更倾向于依靠一种叫"思维反刍"（rumination）的认知过程——一种循环思考或过度思考模式——来处理消极情绪。男人通常会从事一些活动来摆脱对坏情绪的关注，而女人则倾向于关注自身情绪的原因和后果，会问自己：为什么我会有这种感觉？为什么我不能更好地处理事情？我到底怎么了？这种反复思考的倾向——就像钻进会源源不断产生问题的兔子洞——只会使抑郁情绪恶化，部分原因是思想的负面内容强化了消极情绪，也有部分原因是思考的过程是被动和重复的。人们陷于思维反刍通常是想在自己身上或者周围环境中找到些新发现，但苏珊发现，思维反刍对那些已经抑郁的人来说很难有积极的影响——与对常人的影响不同，它不利于问题的解决，并且会阻碍来自社会的支持，加剧患者的低自我价值感。

　　例如，在一项研究中，苏珊将思维反刍问题或分散注意力的问题随机分配给抑郁和非抑郁的参与者。做思维反刍问题的人被要求花 8 分钟去思考他们当下的感受有什么意义、感受产生的原因是什么，以及后果如何：想想你现在感受到的动机水平，想想你设定的长期目标，想想你的感觉可能意味着什么。当被要求做思维反刍时，压力过大的参与者会陷入情绪失控的状态。他们说话的语气非常消极，回忆起的都是童年的糟糕记忆，讨论的是生活中令人不安的事情和私人问题，并开始自责和自我批评，也更容易感受到外部的批评。在后续实验中，如果患有抑郁症的思维反刍者在阅读理解测试中得到负面反馈，他们就需更长时间才能完成下一个阅读任务，并且记不住太多所读的内容，这表明思维反刍会干扰我们的注意力、专注度、动机和实施解决方案的能力。但那些被要求做思维反刍的非抑郁症参与者，以及做了 8 分钟分散注意力问题的抑郁症患者，都没有出现任何类似的负面结果。8 分钟的分散注意力的问题包括想象一下邮局的整体布局，或者想象一艘船缓缓横渡大西洋，或者想象天空中云的形成。

苏珊发现，抑郁会加重思维反刍的趋势；反过来，思维反刍也加剧了抑郁症。也许这个反馈循环有助于解释我们领域中所谓的"点燃"假说，即人生中初始的抑郁症或其他情绪障碍，通常都与离婚或失去亲人等重大生活压力有关，后期的抑郁症复发则不太可能与特定的生活事件有关。相反，它可能不知从何而来，没有重大的生活事件作为催化剂，都是小事件的积累。随着每一次抑郁发作，触发抑郁的门槛都会降低。换句话说，诱使抑郁症复发的因素越来越小。这就好像第一轮抑郁症点燃了一场大火，后面的燃料即便没有之前的充足——哪怕就是些许的火柴碎屑——也会使大火烧得更迅速猛烈。抑郁症一开始可能是对生活中某件困难事情的单一反应，但随着时间的推移，它会变成一种应对困扰的下意识反应。

我想开发一种灵性觉知心理疗法，通过激发我们与生俱来的由肯尼思·肯德勒发现的灵性觉知，来对抗大脑中的抑郁情绪。

灵性觉知心理治疗包括哪些要素呢？我自己的怀孕之旅帮我

建立了一些基本原则，这些原则引导我从沮丧和充满挫败感走向充满希望和联结。我进入了灵性觉知——一种在不同类型的信息和体验之间切换的方式。共时性教会我注意那些进入我的意识或视觉领域的东西，并学会从这些生活展示给我们的东西中借力。我曾亲身体验过惊人的超凡存在。我已经不再试图改变世界以满足自己的喜好和期待，而是转入一个心理框架，通过这个框架，世界显得充满爱和指引。最重要的是，我感觉到我正在与充满爱和引导的宇宙对话——我们正处于持续的对话关系中。它不是一种交易关系：我说出我想要的，然后我就得到了。它是一种协作关系，一种内在和外在生命的整合，一种协调意识、接受意识和发散意识的方式。我已能感知到与生活的关系。

我开始有意识地从精神上支持患者，与他们一起发现那些直接的证据：生活向他们展示了什么，哪里的大门向他们敞开。2004年，美国心理协会邀请我到芝加哥，通过与一名患者进行单独的对话，详细展示灵性意识心理治疗模式，这个过程被录制下来，作为给从业者的系列视频中的一部分。

我的病人名叫贝弗，是五个孩子的母亲，五十多岁，正处于职业生涯的十字路口。9年来，她一直担任一家儿童福利非营利组织的助理主任，现在的她正在接受最后一轮面试，准备晋升为主任。

"我真的想要这个职位吗？"她问自己，"我想我确实想要。"但她心生怀疑："这是真有可能发生的事。如果我真的得到晋升，我准备好了吗？"她微笑着，脸上掠过一丝渴望："如果我没有得到晋升，我准备好接受它了吗？"

她正处于一个关键的决策时刻，一个我们的头脑和心灵都各有答案的时刻。在这种文化中，我们大多数人都已被社会规训，认为在关键决策的"十字路口"时，要听大脑的——要透过数据做选择并"下定决心"。但在我研究开发的治疗模式中，生活本身会提供答案，我们要将大脑、心灵和生活的指引融合为一，才能做出最好的决策，要学会将我们的选择和遇到的困难都并入灵性之路。

我问贝弗："你成为公司的主任意味着什么？你如何体验这种可能性？"

她说，在这之前，她对这份工作的追求就是完成一系列任务——准备她的简历和文件，经历最初的面试。她在执行任务，勾选方框，"朝着那个方向走啊走。"现在她在探索自己的目标。

"这真的是我想做的吗？"她问道，"我将如何看待成功？"她笑着说："我想我是在质疑自己为什么要怀疑自己是否有能力胜任该职位。"

她像在一台精神跑步机上，不停地跑着。我请她仔细回答这些问题。她进退两难的核心是什么？

她说："我不是在质疑这份工作是否吸引人，或者我是否能胜任。"

当工作变得触手可及，她真正的不确定就变成了牺牲陪伴家人的时间去工作到底值不值得。在她最小的孩子两岁时，她回到了大学读书，虽然她为自己在学业和职业上的成功感到自豪，但她知道她的缺席对孩子的成长是不利的。现在她最大的孩子已经成年，有了自己的孩子。从表面上看，这是她追求职业发展和新挑战的最佳时机，然而，还是有些东西让她不愿立刻抓住这个机会。

"当其他孩子在家里时，我和他们在一起有一种融为一体的亲近感。但我和我最小的孩子就没有这种感觉。她也感觉和我是疏离的。在她高中毕业并搬出去之前的这几年，真的是我们最后一次亲近的机会了。什么时候我的孩子们，尤其是我最小的孩子，才不会再为我的目标而做出牺牲？或者，真的，我什么时候能为他们付出点什么？"她说着说着便流下了眼泪，声音也变得沙哑了起来。

当她开始哭的时候，我知道我们的目的达到了，这才是疗愈她的环境，充满力量又不失温柔。我们越来越接近她在决策中真正面临的风险。她已经超越了思维循环，慢慢看到了自己的心。

"我花费时间和精力为其他人的孩子做宣传，"她说，"晚上 8 点或 10 点才下班，赶着和家人过周末。这样根本无法平衡工作和家庭。"

特别是，她最小的孩子要上高中了，她很为她担心："她喜欢独来独往，自力更生，但这让我觉得很不适应。她看起来很好，但我内心有一种挣扎。我觉得我错过了重要一环。"

她摇了摇头，似乎不太想提及那些她害怕失去的东西带给她的痛苦："可是，如果不抓住这个新机会，是不是就不尊重家人为我实现自己的目标所做出的牺牲了呢？"

她又回到了用大脑思考的状态中，这种思维方式有一定的必要性，但也有其局限之处，因为大脑机制总是坚持万事都有对错，她就是用这种方式和心态来寻求答案的。我想引导她回到内心深处，回到一个充满好奇、没有对错的地方。

"无论你做什么决定，家人们都会慷慨地与你分担，"我说，"无论你走哪条路，孩子们都会向你学习。我们已经谈了你在学校或工作时他们失去的东西。但你有没有想过，你回去上学或工作，他们从中得到了什么？"

她沉默了一会儿，然后眼睛亮了起来。她坐直了身体。"你可以成为你想成为的任何人，"她说，"唯一的阻碍就是你自己设置的障碍。"她说话时声音变得更饱满，脸上热情四溢。"我真的树立了我的信念，什么时候去做任何你心中想做的事都不会太晚。"她充满自豪地告诉我。她的一个儿子选择了参军而不是上大学，现在有了孩子，但觉得自己做了错误的选择。"我告诉他，去学校上一节课，你就会找到答案的！我所有的孩子都支持他回到学校去再试一次，反正也没什么损失。我也看到我的儿子们鼓励他们的女朋友去进步和成长，并真正重视她们成长中的需求和意愿。"

然而如此确凿的事实摆在眼前，贝弗却不一会儿又垂下了眼睛，眉宇间再次充满了疑虑。她还没有解决她最棘手的问题，我能感到她因此而背负的沉重压力。

"在这个决定上，你感觉到来自宇宙的帮助了吗？"我问道，"有什么征兆或建议吗？"这是一个关键的问题，要求她调整自己的内心认知。

"哦，我全部都想要，我现在就想要，"她说，"我想知道答案。"

她让我想起了我自己，努力地安排一次又一次体外受精治疗，顽强地朝着做母亲的方向前进，紧紧抓住我的目标不放。我想让她敞开心扉，这样她才能接收到她一直渴望得到的、来自生活本身的支持。

"一直以来你听到的是什么信息？"我问。

她张开嘴好像要回应，但接着又停了下来。"我觉得……"她开始说话，结结巴巴地说，"我觉得我没有完全读懂宇宙的信息。现在的我感觉很孤单。"泪水再次决堤。"我找不到一个安全的地方可以倾诉我的困惑，我不确定我是否想要争取到这个职位。"她的嗓音很安静，仿佛这些话来自她自己很少触碰的地方。

"我想赢得这个职位，"她说，自信地提高了嗓门，"我想要它是因为我想让自己感觉我已经为自己完成了人生目标。"

"想和你的小女儿在一起，"我说，"这是我之前听到的你的情绪。痛苦吗？"

她哭着点了点头。

我俯身轻轻地说："你想要什么？"

"两个都想要，"她说，"我很珍惜我的孩子，在我成为他们的母亲之前，我是个独立的人。除了是他们母亲之外，我也是一个独立的人。否定这一点就否定了我。"

她看着我，在她那锐利的目光中，我看到了她最深切的愿望，也看到她进退两难时的沉重。

"你知道，"我告诉她，"通常情况下，在通往灵性的路上，会有一个胡萝卜，就是我们认为自己非常想要的东西。当我们拥有了它，它就消失了。我们真正需要的不是胡萝卜，而是找寻它的这次旅程。"

我请她告诉我，关于她的小女儿，她还有哪些失落感和哀伤感。

"我和她之间不像我和其他孩子之间的关系，能闲聊一些日常，分享自己的梦想，寻求对方的建议。我能看出来，她不是没有自己的困惑。只是因为她不知道我是否有空，她才不和我聊。"

"如果你不接受这份工作，而是在接下来的 4 年里与你最小的孩子在一起，你想教你的孩子什么？你想让他们知道什么？"

她猛地吸了一口气。"幸福从内心开始。"她静静地坐着，仿佛在等我完全理解这句话。"我可能变得功成名就，但你的灵魂必须得到安宁。"泪水从她的脸上滑落。

我感觉到她的情感清楚地展示了灵性道路对她有多重要，她的情感也能显示出她对真理的追求有多强烈，这种追求多么有意义。

"4 年后我的小女儿就会长大，离开我了。"贝弗泪流满面地说，"如果她离开我的时候，我们之间的关系依然如此，我会感到非常失落。我觉得她步入成年时，并不知道我随时可以帮助她，不仅是出于她的需要，而是整个生活和精神层面的帮助都包含其中。这是我修复我们关系的最后机会，从好久以前到现在，我们两个一直缺失了某种联系。"

这不是她认为自己想要的答案，也不是她认为自己应该要的答案。但是倾听了自己内心的声音后，她发现了这个她一直没有承认的事实，这个事实一直在阻碍她前进，让她陷入质疑与犹豫的循环中无法自拔。自从她学会敞开心扉，倾听心底的声音，分析得失，她找到了自己的路。在爱和接纳的氛围中，我们学会走入我们的灵性觉知，不打断它，不否定它。我们发现自己只是去找寻自己的道路，无须开拓道路。在一个世俗的物质世界里，我们创造意义。但在我开发的灵性觉知框架中，意义被重新揭示了，我们也与之进行互动。我们是在与生活对话。恰恰是那些怀疑、挣扎和沮丧的时刻，为我们打开了觉醒之门。

这与传统治疗模式完全不同。我们接受的培训是对患者进行诊断和治疗。我正在探索和关注的，是向患者揭示世界真相的这种疗愈方式有何益处。

当时，治疗精神疾病有两大障碍：诊断和治疗。这些挑战在今天依然如影随形。美国精神病学协会出版的《精神疾病诊断和统计手册（第5版）》[*Diagnostic and Statistical Manual of Mental Disorders*（Fifth Edition），简称DSM-5]的主要作者们，写了一篇题为《诊断专家之间的可靠性》的文章。他们发现，当两名合格的医生诊断一名精神疾病患者时，他们的诊断往往会大不相同。不可靠程度取决于条件。例如，在诊断精神分裂症时，他们的诊断十有八九是相似的；对于非躁狂性双相障碍，十有六七是相似的。但是，当一个人被诊断为重度抑郁症时，几乎70%的患者从不同医生那里得到的诊断都不相同。对那些症状起始时间和结束时间不明确，或者同时还患有一些常见心理疾病的抑郁症患者来说，比如焦虑症的患者，诊断一致率就更低。心理健康的症状和表现在不同的人身上呈现出不同的方式，而这些症状的出现也取决于谁在观察它们。来普通精神科就诊的患者中，有 1/3 的人在首次就诊时无法得到可靠的诊断。

我们无法精准、有效地确诊这些普遍存在又带给人痛苦的疾病状况，也无法精确知道如何治愈它们。尽管只有一半接受治疗的患者在寻求治疗的一年内症状就消失了，但还是有越来越多的人因精神病而接受了药物治疗。从中学到成年，大约有 1/10 的美国人服用过抗抑郁药物。在中年女性中，这一比例甚至更高，有23%——也就是近 1/4——处于 40 岁到 59 岁的中年女性服用抗抑郁药物。增加药量对遏制全球抑郁症和焦虑症的激增几乎没有作用。

如此高的用药率令人担忧，尤其在过去的一年间，服用抗抑郁药物的患者中只有不足 1/3 的人去咨询过心理健康专家，其余人并未达到重度抑郁的标准。人们用抗抑郁药来缓解生活中的压力，尽管他们低落的情绪可以得到改善，但却是治标不治本。我们已经形成一种大众医疗文化。它无法治愈我们——在某些情况下，这种文化反而会让情况愈演愈烈。比如，怀孕期间服用抗抑郁药会增加婴儿患自闭症的风险，还会损害婴儿的脑部结构，降低大脑内部的联结度。再如，年轻人服用大剂量百忧解（Prozac）或赛乐特（Seroxat）等抗抑郁药物，会使自杀风险增长一倍。

如果我们能越来越了解抑郁和焦虑的具体情况，以及防御它们的防火墙——灵性在大脑中的运行方式，我们就能够更好地做出诊断并为患者提供持久的针对性治疗，而不是治标不治本的药物治疗。这样是治疗病因，而不是只治疗病症；它提供了更强大的保护，风险也小得多。我们甚至可以以预防为主，先发制人，以基于学校的不同方法来实现儿童整体发展疗法，使下一代不必承受如此多的痛苦，从全方位看待生活的思维方式中获益。

但我们仍需几年的时间，才能拥有高度精细的成像工具和统计技术，这些工具和技术可以让我们对大脑的工作原理有更加精准的了解。由于无法在神经解剖学和物理学中继续探讨灵性的相关问题，我选择在临床环境中继续探索灵性觉知，特别聚焦于由抑郁和焦虑而触发的觉醒。

一天早上，凯瑟琳·麦金利坐在我的办公室里。她身形娇小，体态优雅，身着名牌服装，浑身上下都无可挑剔，好看的心形脸庞上露出严厉的表情，绿色的眼睛犀利有神，一头金发夹杂着些许灰色。她令人惊艳，威风凛凛，但也显露出痛苦和与人的隔阂。她看起来很迷茫，仿佛力量都被抽干了。当她说话时，泪水开始在眼里打转。

她说："我最害怕的事还是成了现实。"

她的丈夫是一位广受好评的电影导演。然而，丈夫刚刚告诉她，他爱上了一位服装设计师，所以想离婚。

"我尽了最大努力保护我们的孩子，不让他们的世界毁于一旦。"凯瑟琳说着，擦去了眼角的泪水。

凯瑟琳是一位很有成就的记者，她曾周游世界，但在两个孩子出生后，她把职业抱负暂时搁在了一边，尽心抚养两个孩子，并支持丈夫开始自己的事业。她最重要的人生目标是给孩子们一个更好的童年，至少要比她的童年好。她小时候，父母常常吵架，后来分道扬镳，然后父亲酗酒，重新组建家庭后，家庭生活还是一地鸡毛。凯瑟琳从小就和父母关系疏远。他们没有虐待她，但她却感觉到他们对她的漠不关心。她像一个成年人一样努力工作，弥补内心不被关爱和不受重视的感觉。她把一切都献给了自己的家庭——总是为孩子们寻找最好的老师和机会，一切力求最好的。她给了孩子们理想的生活，那种她在自己的童年中无法享受的理想生活。她的儿子现在上高中，女儿刚读完小学；两个孩子都擅长音乐和体育运动。但她担心婚姻中的裂痕会破坏他们的幸福感和安全感。

"他们熟知的世界消失了。"她说。

"你呢？"我问，"离婚对你来说意味着什么？"

她抓住椅子的扶手，然后把手举到胸前，"我不知道，"她说，"这很奇怪，但我不知道。我一直知道我想要什么，但现在我不知道了。"

她的焦虑比她丈夫的背叛，比她感到被遗弃更深。她担心的是如何重新在这个世界上找到自己的位置。她竭力想保护自己和孩子不受伤害的希望化为泡影。那么，接下来的世界该如何建立呢？她将如何找到生活的方向？生活，特别是她自己的生活，到底是关于什么的?

这些都是精神问题。在中年人群体中，她的情况很典型。旧的生活方式一旦被打破，生活就分崩离析，变得难以为继。在我们的文化中，这种情况极为普遍，我们一般称之为中年危机，症状如下：搞婚外情、买帆船、买跑车、生意失利，在变老前莫名生出一种冲动——一定要追求更新、更好、更充实的东西，而不考虑实际情况。我把它称为中年混乱，但这也是世界被重组的时机。通常情况下，我们之前越是隐藏或越想尽力控制的——如我们内心深处的恐惧和脆弱——到中年时表现得就越明显。我们可能会发现，我们赖以生存的基石已经崩塌，或者我们的选择让我们离真正的目标和愿望越来越远。像凯瑟琳一样，我们摆脱了现状，觉醒了，认识到自己处理生活中不确定性的惯性方式——也就是试图控制结果的方式——已经不再有效。

作为她的向导，我又扮演着什么角色？我怎样才能帮助她处理危机，应对夜间袭来的恐慌，改变她的想法；如何能让她感觉到自己不是孤独和不被爱的，也没有辜负孩子？

现今最好的治疗模式——认知行为疗法——告诉我们，我们的焦虑和痛苦源自我们被误导的思想和潜在的世界观。我们所习惯的制造意义与规范世界的方式，以及对他人和我们自己的看法，都是有所歪曲的。我们治愈疾病是通过识别不良的惯性思维并改变它。如果我给凯瑟琳使用经典的认知行为疗法，我会帮她考察并改变自己的潜在信念——关于爱、安全感和自我价值的信念。

但认知行为疗法的问题在于，虽然它能增强我们的自尊，让我们感到更加振奋和充满希望，但它并不能为我们提供更广阔的生活或更广阔的世界观。我们可能对自己感觉更好，但我们仍然被困在一个以自我为参照物的"小我"世界里。正如苏珊·诺伦－霍克西玛在关于思维反刍的书中所展示的那样，抑郁的女性也能有积极的想法，但她们对这些积极想法的感受不如那些没有抑郁症的女性强烈，她们也无法摆脱思维反刍的控制。

传统的认知行为疗法可以帮助凯瑟琳改变她的想法，但不能改变她看世界的视角。她仍将在以自我为参照的框架内寻求成长和疗愈。我想帮助凯瑟琳以一种更深刻、更具变革性的方式进行治疗——当灵性觉知为我们的生活重新创造出意义时，可以激发觉醒的力量并产生保护作用，唤醒疗愈的火焰。

我请凯瑟琳对混乱情况进行描述。我们从她的身体开始。她描述了胸中燃烧着的愤怒，肠道中不受控制的坠痛导致的眩晕感，仿佛天塌地陷一般。然后我让她在描述中带我进入她的家。她心不在焉地陪我在房间里走来走去，给我看水槽里的麦片碗——她没有心思再做饭了，还有衣橱一侧的空衣架——原本放她丈夫的衣服，床上另一侧没动过的枕头。当她描述儿子的愤怒和女儿的绝望，描述他们看着她的悲伤和关切时，她哭了。女儿的卧室通宵亮着灯，因为她突然开始怕黑。我听她描述着餐厅桌子上完成了一半的拼图游戏，客厅地板上孩子们成堆的课本，两个孩子待在一起，一直到该睡了也不愿回房间写作业，他们在她身边胡乱地躺下，就躺在地毯上或沙发上。

凯瑟琳突然睁开眼睛，神采奕奕地看着我，"我最害怕的事情发生了，"她说，"但我们还很好。我们的家虽然不复往昔，但它没有彻底毁掉我们的生活。"

接下来的一周，我让她重新审视过去的生活，那个她非常害怕失去的生活。当她审视自己的旧生活，它的局限性突然明白地显露了出来。她放弃了她热爱的新闻事业，她不再旅行，她失去了和朋友在一起的美好时光。

"我总是很忙，"她说，"但我不知道为什么。我在做什么？天天跑来跑去忙一些琐碎的小事。"她摇摇头："我儿子第一次参加ACT（美国大学入学考试）时，他得了35分。这个成绩很好。但是我还是整个夏天都在陪他去找辅导老师和上课，就为他能得到完美的36分。可这是为了什么呢？他不能去做一名夏令营辅导员，不能和他的祖父去缅因州钓鱼。我非常渴望成功，渴望在竞争中赢过别人。我一直在四处奔波，试图让每一个细节都变得完美，我以为安全的生活，其实岌岌可危。"

她意识到，远在离婚之前，她的婚姻就已经变得令人痛苦且问题不断了。多年来她一直充耳不闻，变得麻木，而且充满恐惧。

"我想，很长一段时间以来，我都有一种感觉，觉得这一刻早晚会来。"她说，"在某种程度上，我感觉到了这一点，也忽视了这一点。我退缩了，把自己封闭起来，以为这样就可以避免即将到来的伤害。"

我打了个冷战，想起我在得知孩子胎停前一晚所做的梦。我是怎样试图在记忆里抹掉那个梦，又如何将我内心的觉知推向了黑暗来坚持我想要的事实。在我的生活中，所有我想从外部控制或完成的其他事情，我都做成了。我得到了我想要的学位、事业，我想要的婚姻和朋友。到后来才发现，我真正关心、真正重要的一件事，我却无法控制或计划。多年来，我一直不知道如何释放我强烈的控制欲——如何停下来，别再试图改变或强迫现实变成我想要的样子。

几个月过去，凯瑟琳发现背叛、失去和离婚的不确定性给她带来了极大的伤害，但她在婚姻破裂前选择的那种盲目、狭隘的生活方式带来的伤害更大。现在她视野更宽广了，她正在构建新的现实图景。从新视角出发，她看到了不同的东西。我让她关注哪些东西现在吸引着她的注意，看看生活向她展示的可能会让她大吃一惊的东西。

"我不再坐以待毙，而是主动出击，"她说，"向外求助，向那些和我失去联系的朋友们寻求支持。"

有一天，她惊呼道："所有这些人都出现了！我感觉到满满的爱，他们都爱着我。"

在开始治疗大约 6 个月后，凯瑟琳接到了一个不知从哪里打来的电话，说要给她提供一份宣传小组的新工作，去帮助有需要的妇女们。"我甚至都没有申请！"她说，"我感到很受支持，好像全世界都在照顾我。"

随着凯瑟琳感受到生活给的更多的安全感和指引，她开始意识到自己的行为是如何导致婚姻破裂的。她丈夫当然是最糟糕的，但她也难辞其咎。

"我非常害怕没有人爱我，害怕孤独，有时我的行为也很卑鄙。"她说，"是我把他推开的。"

为了不让自己感觉不被人爱，她会先发制人，但结果往往适得其反。

"这对我来说是一个关于爱的惨痛教训，"她说，"我看不到爱，我消灭了爱。但我一直都被爱着，这是一个充满爱的世界。"

随着意识的转变，她的行为也随之改变。她接受了女性发言人的工作，再次开始四处旅行，花更多的时间在户外享受大自然。她改变了以往衡量自身价值和成就的方式：不再忙着为女儿找到完美的钢琴老师、举办完美的晚宴，不再帮助儿子在 ACT 考试中获得完美的分数。她从别人的支持和与他人的联系中找到了巨大的满足感，在海边或五指湖附近的山上享受一个快乐的周末，寻求精神上的休息。

"我是一个有灵性的人，我一直都是，"她说，"但我把它埋在了内心深处。我顺从了我丈夫的观点，认为灵性不是严肃的科学，也没有证据。但我的祖母是有灵性的，现在我也感觉到我内心的坚定——在这个世界上我过得很好，我并不孤独，事情会得到解决的。"

在凯瑟琳的治疗结束后，从表面上看她似乎没什么变化。她仍然住在纽约的佩勒姆（只是住在另一所房子里），仍然努力让她的孩子们获得幸福，但她内心的某些东西发生了变化。她已经摆脱了旧有的思维模式——不再忧虑，不再依靠丈夫的权威和专业知识，不再试图让自己的生活符合她认为的"应该"的生活方式，也不再试图避免任何可能伤害她的东西——她开始面对现实，面对生活本来的样子。现在，她再来看待丈夫的外遇事件——这场让她不得不接受治疗的危机事件时，情况已经完全不同了。

离婚前，她一直认为只有自己才能将生活过成理想中的某种样子，她体验不到生命的整体感。她孤立无援，压力重重，力求掌控万物。尽管她对家庭忠诚奉献，但她在人际关系上是功利的，总是想方设法地确定别人对我做了什么，或者别人能为我做什么。作为妻子和母亲，她的角色就是为了创造一种安全感，努力带来她在自己生活中所渴望的爱和安全。她有美好的愿望，但她在生活中将人际交往视为一种交换，丈夫的出轨、对家庭的抛弃让她感到极度孤独和崩溃。这更加剧了她对爱的感知，让她觉得爱就是一种要么拥有、要么没有的东西。

随着凯瑟琳的痊愈，她开始体验到爱在生命结构中的存在。"现在我感觉到了内心的确定，"在初次访问一年后，她说，"我在这个世界上很好，我不是一个人，一切都会好起来的。"

她看着我时，满是惊喜和意外的神情。

"我从未料到他的离开会成为我走出牢笼，获得自由人生的开始。"她说。她永远不会主动离开他，永远不会选择不同的生活。而离婚正是她开始新生活的必要契机。

"我这一辈子都认为，我的工作就是建造这个完美的沙堡并保证它的安全。"她说，"但城堡最终倒塌了，我突然看到了城堡之外的一切——海滩、大海和海浪。"

波浪袭来，城堡崩塌。我们经历了损失、创伤和痛苦。我们得到了我们最害怕、最不想要的东西。即使我们决心保护城堡，也无法阻止潮汐涌来。当我们过于执着于控制一切时，任何东西都会压垮我们——我们是如此脆弱和暴躁，随时都可能崩溃、倒下，任何风险都变得致命，任何障碍都变得无法克服。我们被一种感觉——人就得做正确的事——吞噬。这个想法让我们筋疲力尽，看不到我们的所作所为有着更宏大的意义，也看不到那些因失去而带来的重生机会。

第十章

不同的人生

比起不那么富裕的同龄人，这些"有特权"或"有钱"的孩子滥用药物、患抑郁症和焦虑症的比率都要高得多。尽管衣食无忧，人身安全也有保障，这些中上阶层的孩子却更容易感到脆弱和恐惧。

"你不会相信的。"2008 年一天下午，我的研究员朋友苏妮娅·卢塔尔博士（Dr. Suniya Luthar）这样对我说。我们坐在她的办公室里，膝盖上放着自助沙拉盒，边吃边讨论如何降低抑郁症发病率。我们的研究领域发现，抑郁症发病率在全美国范围内呈现出显著升高的趋势。

我在耶鲁大学读本科时就认识了苏妮娅，她是变态心理学课的助教。那时我 19 岁，在课上看到了这个活泼迷人的女人。她容光焕发，光芒四射，还是一个热情的学者，我因此而深受鼓舞。苏妮娅从不和人闲聊。她聪明热情，目光如炬，敏锐地观察着世界。她是科学家中的科学家——喜欢探究数据的奥秘，对人类的未解之谜有种追问到底的科学精神。她早期研究贫困和心理健康之间的交叉影响，为开端计划（Head Start Program）的促成做出了一定贡献，也树立了人们对科学力量的信心，即科学能够改善人类生活。现在，她是哥伦比亚大学的心理学终身教授，并且她仍然致力于一些关于儿童福利的支持性研究，特别关注在资源匮乏的城镇中成长的青少年。鉴于 12 ~ 18 岁人群的抑郁症发病率迅速上升，要扼制这种日益严重的流行病，就必须关注青少年。

一边嚼着淡而无味的莴苣，苏妮娅一边向我讲述她在最近的研究中发现的惊人逆转。她一直在为目前研究的城镇青少年寻找对照组，并开始调查纽约、旧金山等主要城市富裕郊区的中上阶层青少年。但随着对这些孩子的进一步了解，她发现，比起不那么富裕的同龄人，这些"有特权"或"有钱"的孩子在几个方面的表现都要差得多，他们滥用药物、患抑郁症和焦虑症的比率都要高得多。尽管衣食无忧，人身安全也有保障，这些中上阶层的孩子却更容易感到脆弱和恐惧。

这一发现令很多同领域的学者感到惊讶。总的来说，富裕家庭的孩子，其父母更愿意理解和支持孩子，孩子们上的是一流学校，可以体验更为丰富多彩的课余活动，能去更多地方旅行，享受更优质的教育与更多的职业和社交机会，从不会缺衣少食，也无须担心人身安危。他们为什么会抑郁呢？

通过走进学校采访孩子们，苏妮娅才发现，在他们当中有一种社会生态可以解释他们遭受的心灵痛苦。在她的研究中，大多数富裕家庭的孩子对父母和家人的爱颇有微词，这是一种有条件的、视心情而定的爱。他们说："我爸爸会来看我的足球赛，却不回家吃饭。"或是"我妈妈问我，'你数学考试考得怎么样？'却不问我'你感觉怎么样？'"很多孩子说他们感觉自己就像商品。他们的任务是表演——表演学习、表演体育、表演音乐——以此来赢得父母的认可。成绩单、奖杯和排名备受关注，却没有人对他们说"我很高兴见到你。"

"如果没有达到目标，他们的信心会受挫。"苏妮娅说，"如果他们正在为了实现目标而努力奋斗，他们就处于一种害怕目标无法实现的状态。他们之中有相当多的人都意识到自己的状态，并试图缓解对自身价值的长期焦虑。"

在他们的同龄人群体中，也存在着类似的负面社会生态。当苏妮娅研究受欢迎程度的预测因素时，她发现，对女孩来说，受欢迎的是又瘦又会交际的人——基本上是一个"刻薄女孩"。对男孩来说，受欢迎的则是会嗑药和会泡妞的。一个人的价值就是刻度表上的数字，是能发生性关系的次数，是输赢和成败的次数。

苏妮娅正在进行一项纵向研究，跟踪青春期到成年的孩子，年龄在 12 ～ 24 岁之间，她问我是否愿意参与合作，在研究中加入灵性干预措施。

几年后，她和我们的研究生萨姆·巴金（Sam Barkin）来到我在哥伦比亚大学的办公室，分享了一些初步的研究发现。

他们发现，在富裕阶层的青年人中，灵性的比率明显低于整个人口的比率。在家境较好、居住在郊区的孩子中，只有 15% 表示他们有个人灵性认同或灵修——这要低于皮尤和盖洛普调查公布的 25% 的全国比例。

他们还发现，样本中 85% 的非灵性者，其社会病态性风险超过了全国平均风险的 10 倍。社会文化将他们的价值等同于身材胖瘦、期末考试得 A 或 B，他们没有无条件的爱，或是与人联结的感觉作为基石。他们孤独地长大，也没有联结，他们活在利用他人，也被人利用的成就游戏中。

我跨过办公室地板上成堆的书和文件，从小窗户向外眺望。

窗外云层移动，微弱的冬日阳光照在砖块、混凝土和光秃秃的树上。学生们在高楼大厦间匆忙穿梭，背上背着沉重的背包，低头迎着风。

"还不止这些，"萨姆说，"上面提到的那15%自认为有灵性的人，并没有经历过其他人群经历的那种超过承受极限的焦虑、抑郁或是因药物滥用而带来的糟糕状态。"

数据的交叉分析并没有证明灵性能带来更好的心理健康状况。但是，它再一次表明，灵性与痛苦的降低密切相关。如果你有灵性，你会受到保护，免于承受那些没有灵性的人遭受的更大风险。

几年后，我看到了苏妮娅关于青少年精神发展和心理健康研究的结果，她关注的孩子们现在已经24岁了（从孩子们12岁开始），他们中的大多数已经完成大学学业，开始工作或继续研究生学习。我们看到，那些在18岁时具有强灵性的人，即使他们在大学期间经历怀疑和抑郁，还是会因自身的强灵性而出类拔萃。这些年轻人，在18岁时拥有灵性，直到20多岁依然保有灵性生活或恢复灵性生活，他们抑郁、滥用药物的可能性比其他人低很多，更有可能处于身心健康的状态，加入一些社团，并做出自己的贡献。强大的灵性内核给了这些年轻人完全不同的生活。

我想探索我们的生活是如何因灵性而不同的，于是我和我的同事默纳·韦斯曼一起开发了一个长期的临床过程数据分析，以研究灵性与成年期抑郁之间的关系。我曾用默纳的数据进行代际传递研究。

在我的代际传递研究中，第二代样本中的孩子们已经从 16 岁长到 26 岁了。在这十年中，我们重点关注两个测量指标：抑郁和灵性的形成。通过名为"情感障碍和精神分裂症患者生命周期表"的结构化临床访谈，我们确定了样本中符合重度抑郁症标准的人。为了探索灵性的形成，我们问了孩子们一个问题，宗教和灵性哪个对你更重要。在我们衡量灵性的所有方法中，这个问题是最好的，我认为这是因为它直接涉及一个人在日常生活中的灵性意识。从 16 岁到 26 岁的变化让我们得以看到：随着时间的推移，灵性内核会逐渐强化或萎缩。

鉴于早期流行病学关于灵性保护作用的研究结果，我们预计，具有强个人灵性的年轻人患抑郁症的可能性较小。但我们得到了两个引人注目的发现。

第一，那些在 26 岁时表现出**强个人灵性**的人，过去患抑郁症的可能性却要高出 2.5 倍。换句话说，灵性形态似乎不是应对抑郁症的灵丹妙药，而是一种伴随或贯穿斗争始终的生存方式。

第二，那些在 26 岁时表现出**强灵性**的人，在接下来的十年中，75% 的人可以避免重度抑郁症的复发。对于那些有强灵性且经历过重度抑郁的人来说，灵性对防止抑郁症复发的保护作用能达到惊人的 90%。这些人患抑郁症的风险很高，他们成长的家庭笼罩着忧郁的阴云。当他们在青春期后期和成年早期经历痛苦的丧失、失望或不想回忆的经历时，他们似乎更能得到灵性的回应。可能是因为他们对心理痛苦的敏感和熟悉，增强了他们应对生活挑战的能力，也因此更有可能做出深层的灵性回应。那些建立了应对痛苦的灵性肌肉的高风险人群，在下一次悲伤或失望来临时，会受到保护，因为他们已经培养出了灵性反应能力。

我意识到，我最初对流行病学数据的理解——灵性是防止心理痛苦的一个保护因素——是有点笼统的。这项新发现表明，灵性觉知并不能缓冲曾经经受过的痛苦，痛苦反而会促进灵性觉知，构建灵性内核，为我们下次与痛苦的交锋做好准备。看来，与痛苦和空虚抗衡的过程实际上在某种程度上促进了灵性的形成。

我想到自己在读大学时的抑郁症，以及我遇到的大学生患抑郁症的案例。会不会是我们有一个精神生物钟，它让我们陷入绝望、迷失方向、愤怒、悲伤、沮丧，通过对自己提问、感受在生活中孤立无援，或者体会空虚和恐惧，才能让我们与生活产生更深的联结？就像我们在某个时候头发会变白，拥有或者失去生育能力一样，灵性深化的可能性或许也写在了我们的生理发展进程中。在某些生命阶段，我们的生物特质似乎可以增强我们的精神感知能力。我们的研究表明，如果对不断开启的灵性生活做出反应，我们就为下一阶段的生活做好了准备。如果不这样做，我们更可能会感到沮丧——会不断地渴望获得爱、联结和超越，面对这些渴望，我们会不知所措。

我们可以选择如何对待生活，特别是在一些重要转折点——青少年时期、中年时期、经历失去或受到创伤的时期。我们可以忽略存在主义的问题，忽略我们灵性意识的开启。我们可以用药物麻醉剂来减轻这些问题带来的痛苦，或者用药物来寻求暂时的解脱，或者二者结合起来缓解我们渴望实现的超越。我们也可以打开一扇通向意义重组的大门，通向基础的感知意识的大门。在那里，我们被爱、被支持，感受到自己是整体的一部分。

我想起了一个高中生，与苏妮娅研究里的状况类似。当时我在非常富裕的地区进行采访。这个高中生的名字叫汉娜，她家位于纽约郊区，在一栋优雅的殖民地风格建筑里。我们坐在她整洁的卧室里，讨论着高中生活的诸多细节。汉娜是一名舞者，每周训练五天，她活泼灵动，动作优雅，但也表现出了焦虑抑郁的迹象。她的指甲被她咬得出血，手指上的皮肤十分粗糙，还在渗血。当她谈到自己的日常生活和对待生活的态度时，我注意到她在灵性意识内外来回游走，处于时而断裂、时而联结的状态。

"我这个年龄的女孩对自己的身材非常挑剔，"她说，"她们体重多少，看起来怎么样。"她摇摇头，笑了起来："我对自己的身体感觉良好，但我还是每天早上花 45 分钟做头发和化妆！这跟从床上爬起来就会觉得'嗯，我今天看起来不错'不一样。"

我请她多谈谈她在自己和他人身上发现的不安全感，它从哪里来？

"判断存在于文化中。"她说，"如果你是个男孩，你会对女孩发表尖刻的评论，你会说'她可真是太不像个女孩了'。如果你是个女孩，你会审视自己的所有缺点。我的朋友们总是说'我以前有很好看的屁股，但现在却没了，我的大腿太粗了。我不能再吃了'，或者'我不够前凸后翘。我的身体像个男孩，我的身材比例太差了'。你看着镜子的时候，首先就会觉得'我很恶心'。"

她说，她的老师和父母对孩子的期望也产生了误导作用。她很难弄清楚自己在生活中想做什么——她的头脑里挤满了别人的批评和要求。

"你感受过灵性吗？"我问。

她坚定地点点头，微笑说："是的！当我置身于大自然中，或者欣赏大自然的美景时，我感受过。有一次，我和家人在海边度假，我站在海边，向远处看。突然，我有一种感觉——仿佛自己是波浪。我无法真正描述它。那种感觉很慢，就像电影的慢镜头，充满梦幻和变化的流动，然后，'砰'的一声，我与更大的实体联结了。我想着'我在这里，我觉得我就是我自己。'这种情况并不经常发生，但当它发生时，我觉得自己聪明多了。就像任何事情都有可能发生一样。我爱这种感觉！"她再次微笑，然后耸耸肩："但这并不科学。我相信科学、进化论和一切相关的事情。"

我被她这样毫不费力唤起灵性的体验震撼了，她仅靠直觉就能理解我的意思，又能如此愉快地描述它。但她很快就给出了免责声明。她表达了敬畏之情，然后否认了自己的灵性。在成长的路上，可能有不少人教育汉娜说，这种灵性状态并不完全真实——它并不重要。

新的数据显示，汉娜的生活将以十分不同的方式展开，这取决于她是要培育自己的灵性还是无视它。如果她能够接受并加深在海边体验到的超然合一的感觉，她在以后的生活中就不容易出现抑郁症。如果她对自己的灵性自我视而不见、充耳不闻，抑郁便极有可能再次出现。

综上所述，我的三项流行病学研究的结果都表明，灵性的防御作用是无可争议的，如同数豆子一般清晰可见，无须解释。但这些结果基于宽泛的二维数据，像是在 3000 米的高空画了一幅鸟瞰图。我需要更细致入微地观察身体和大脑，获取更多数据，做更多深层的了解，以此来解释这种模式。自我报告的数据集虽然很好地描绘了人类的状况，但并没有指出具体要为患者做什么。作为一名临床医生，我一直在探索灵性发展到底需要什么，以及临床医生如何教导或引导患者实现灵性认识。作为一名研究人员，我需要了解是否可以从物质层面考察灵性和心理健康之间的关系。抑郁和灵性发展实际上是一种共同的生理表现吗？肯尼思·肯德勒发现灵性是与生俱来的，有没有可能以此为基础找到我们灵性能力的生物学机制呢？进一步证明灵性存在于我们的身体、大脑或基因中呢？

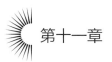 第十一章

联通灵性

现在我们可以从生理学和物质的角度看到，灵性是一种意识，我们所有人的大脑都与它联通；从长远来看，在灵性上更投入的大脑也更为健康。

2009 年，研究人员开始在我的同事布拉德·彼得森博士（Dr. Brad Peterson）的哥伦比亚实验室探究一些关于抑郁的问题，也就是我正在探究的关于灵性的问题：人体是否具备抵抗抑郁症的生理基础？这种基础在大脑中可见吗？布拉德和他的团队认为，抑郁症的既定途径可能是可见的，即可能不仅存在特定的大脑活动，还存在与抑郁症和其他情绪障碍、精神疾病相关的特定大脑结构。布拉德的实验室利用神经成像技术，检查了默纳·韦斯曼大数据样本中 131 人的大脑结构，这对该领域研究做出了惊人的贡献。受试者的年龄从 6 岁到 54 岁不等，其中一半的人有抑郁症家族史，而另一半的人则抑郁风险较低。

如果受试者的父母和祖父母都患有抑郁症，他们的大脑右侧皮层就会有显著不同——相对变薄了 28%。在抑郁症高危人群中，这一区域的最外层要薄得多。布拉德说，他认为这一发现最不寻常的地方是，"两代人之后，你就会看到这种现象，在儿童和成人身上都是如此。即使这些后代自己还没有生病，这种现象仍然存在。"

他说，大脑皮层变薄不一定是一种家族遗传特征，它可能是

"成长过程中与生病的父母或祖父母一起生活的结果。研究表明，父母有抑郁症会改变孩子成长的环境。"

大脑皮层变薄的区域是我们处理情绪刺激的地方。具体来说，大脑的这一部分对推理、计划和情绪都很重要。较薄的大脑皮层抑制了我们在世界中感知和定位的能力，也让我们无法认清自己的能力。以前我们只能靠临床观察，现在布拉德的研究小组通过物质和生理向我们展示：随着知觉区域的缩小，以及我们与他人和更大世界的关系的扭曲，抑郁症也就随之而来——意识不停地转，我们却没有更广阔的视野。

如果抑郁症有可见的生物途径，那么灵性是否也可以这样来探寻？

2011 年，我迎来了一个意料之外的独家机会。我的老同事默纳去了约翰·邓普顿基金会（John Templeton Foundation），这是一个支持科学发现、致力于解答"大问题"的组织。鉴于基金会曾因我和她的团队一起发表的流行病学论文而给予她奖励，她问基金会是否有兴趣资助她的实验室去研究抑郁症的神经相关性问题。他们答应提供资金，并希望"灵性和宗教人士"——我——作为调查员。

真是梦想成真。我们将拥有默纳 35 年研究积累的丰富数据，这是一个三代人的样本社区，包括抑郁症高遗传风险人群，以及具有深厚灵性联结的人群。

默纳长期追踪着一组纽黑文女性，她们已经有了第二代和第三代。最老的一代与我父母同龄，第二代与我同龄。也许我上大学的时候就和她们坐在同一家咖啡馆，或者去蟾蜍之家（Toad's Place）看过同一支乐队。我觉得自己与这些纽黑文女性的第二代群体有着某种关联，因为我曾在同一时间、同一地点经历了发展性抑郁症，而且，像她们中的许多人一样，我也经历了一个灵性浮现的过程。我在她们的故事中看到了自己的故事，我认为数据对我来说总是意味着人类的故事。现在，我们第一次有了资金和研究样本来调查抑郁和灵性之间的关系。

慢慢地，我们确定了研究的设计。我们决定检查大脑区域的枕叶、顶叶和楔前叶区域——其他研究人员发现这些区域与抑郁症有所关联。枕叶位于大脑后部，通常被认为是大脑的视觉感知中枢；顶叶稍高一点，帮助我们在感官信息领域中定位自己；楔前叶是顶叶中用于反射的一部分。

我们将重点关注大脑的感知、定向和反射区域，对患有抑郁症的高遗传风险和低遗传风险人群进行磁共振成像扫描，并对比高风险人群中有强烈个人灵性的和没有强烈个人灵性的大脑结构。

"你认为我们会发现什么？"我的同事们议论道，"你真的相信我们会看到什么吗？"

我说不上来。但流行病学数据和新兴的抑郁症图像研究表明，我们的扫描仪研究结果有可能会有发现。我相信这些数字能证明什么。

但在研究开始18个月后，我对那一天所看到的一切完全没有准备。当磁共振成像团队开会重新审视新发现的那一天，数据分析员拉维发布了强灵性大脑和弱灵性大脑的合成图像，我们第一次看到了清晰而惊人的觉醒的大脑。

对于一些认为灵性和宗教非常重要的受试者来说，他们的神经结构比那些认为灵性和宗教处于中等、较低或不重要地位的受试者更为健康。当我注视着磁共振成像小组称为"红脑"——就是强灵性大脑，大脑皮层皮质宽厚、面积很大——的图像时，我可以看到与我在过去二十年的临床和流行病学研究中发现的对应物质。红脑与灵性的缓冲作用有关，能够帮助我们理解一些人在经历风险窗口期时是如何更有效地抵抗抑郁的。我们抗争和质疑的方式会深化我们的灵性意识，也决定了我们如何看待生活，如何选择过好每一个当下。

这一发现为我们理解心灵打开了一扇新的大门。对于不同信仰传统中有灵性意识的人——包括那些没有信仰传统的人——来说，大脑似乎能够保护他们免于经受由抑郁症形成的特定神经结构的影响。

在科学期刊上发表研究成果会带来一个我最喜欢的效果，即同行评议——把想发表的文章发送给至少两位外审专家。科学界普遍认为，任何一篇文章都是通过合作来改进的，许多文章可能会通过增加数据分析或改稿而变得更好。因为我们对觉醒大脑的磁共振成像研究是一项突破性的研究，到目前为止，它超越了《JAMA 精神病学》（*JAMA Psychiatry*）之前发表过的任何论文，所以我们必须加倍细致。我们的研究经历了完整的两轮同行评议，以保证数据分析格外缜密可靠。

同行评议一贯匿名。研究发现越是深刻或新颖，就越有可能被该领域公认的顶尖专家审查。但对于科学验证过程来说，重要的是分析本身要依据科学的方法和数据分析，而不是个性、文化时尚，或是共同的科学兴趣。因此，每项研究发现都纯粹是依据其科学价值来评价的。

然而，我并没有忘记十五年前，我参与学术圆桌会议时，那些评审专家们皱起的眉头。即使是严谨的科学家也无法避免认为灵性是一种精神寄托或文化产物的偏见，他们只是单纯地从数据出发进行判断。我们的同行评议会不会也告诫我们要另找一个隐藏变量来解释红脑呢？

但是，返回的评论完全充满了科学、理智的见解，仅提出了一些小问题，比如厘清概念、增添后续统计数据等。针对我们的一项发现，即随着时间的推移，具有持续强灵性的人的大脑皮层会增厚，一位评论员问道："你能不能测试一下大脑皮层的厚度是否会对抑郁的症状水平产生影响？"换句话说，是不是红脑既可以预防长期、重度抑郁症，还可以足够敏感地改善日常轻度抑郁或中度抑郁症的症状？我们使用抑郁量表进行了新的分析，将抑郁症状纳入其中之后，我们发现，皮质的增厚确实可以预防当下较轻微的抑郁症状，而不仅仅是能预防抑郁的周期性发作。如果没有纯粹基于科学的同行评议，我们可能永远不会观察到这一事实。

另一位评论员注意到，在高危人群中，皮质增厚的影响更大。

他要求我们深入研究这一数据点。为什么具有强灵性高抑郁风险的人比具有强灵性低抑郁风险的人皮质增厚程度更大呢？我杰出的同事克雷格·滕凯（Craig Tenke）做了假设，可能高抑郁风险的大脑对灵性带来的影响更为敏感。这是一个巨大的发现，**最容易患抑郁症的人也可能是受灵性影响更深的人——即对抑郁症的敏感性与对灵性的敏感性并存，从而形成更为强大的神经结构。**低抑郁风险人群也受益于灵性，但对于那些有高抑郁风险和大脑皮层变薄的人来说，灵性更为重要。这些人可能是艺术家、作家、信仰领袖、萨满[5]或音乐家，他们对体验特别敏感。

受同行评议中新见解的启发，我们的团队决定再多调查抑郁症高遗传风险群体的一个方面。我们让研究参与者进入实验室，闭上眼睛放松，然后将脑电图（EEG）监测仪器附在他们的脑后，靠近大脑顶叶区域，即能显示出皮质厚度增加的大脑后部区域。我们用脑电图来测量大脑释放的能量。经过测量，具有强个人灵性的受试者从大脑后部发出的波长为高振幅 α 波（α 波为的频率为 8 ~ 12 Hz）——冥想的僧人在进行某些练习时，后脑也会发出这种波。值得注意的是，在测量使用 SSRIs 类药物治疗抑郁症的患者的脑部时，这个波有种"跳跃式启动"；然而，对于使用 SSRIs 的人来说，当他们停止使用 SSRIs 时，后脑的高振幅 α 波就会消失。在我们的研究中，高振幅的 α 波在已从重度抑郁症中康复的强灵性参与者中更为明显。我们再一次看到了大脑中抑郁与灵性

5　萨满：萨满教中跳神作法的巫师。

的惊人交集。

长达数十年的探索已经结束，新的调查研究即将开启。我们已经捕捉到了一些觉醒大脑的踪迹。我们已经发现顶叶区域——脑后的部位，大概是棒球帽边缘的位置——对灵性意识而言至关重要。我们还发现了反向防御的方式——大脑可以终生甚至在代际间缓解和抵御抑郁症的进攻。

抑郁和灵性似乎是同一枚硬币的两面，是两种截然不同的经历，它们实际上有些重要的生理学共同点。长期以来，我一直在想，从流行病学和临床学的角度来看，某种类型的抑郁症是否可能是一种征兆，能够透露出一个人对灵性的渴望和对灵性自我的唤醒。现在我们可以从生理学和物质的角度看到，灵性是一种意识，我们所有人的大脑都与它联通；从长远来看，在灵性上更投入的大脑也更为健康。这样看来，抑郁症突然不像是一种疾病了，至少不是一直如此。它看起来像是一种敏感性或是一种觉知能力——它敲响了觉醒的大脑之门。

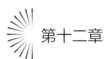 第十二章

觉醒的两种模式

　　我们在任何时候都有两种意识模式：实现意识和觉醒意识。我们自己选择到底要进入哪种模式。

我们发现了灵性在大脑中的位置，也看到了觉醒大脑的结构优势。现在我想知道，我们如何激活灵性，让它在我们的大脑和生活中发挥它的防御能力。我想试着看到灵性到来的那一刻，以了解我们是否能够识别出灵性意识的实时神经运作。

　　世界各地的其他实验室开始使用功能性磁共振成像（fMRI）技术，试图将人类的思想、感觉和经历映射到大脑的特定区域。磁共振成像通过测量和定位体内氢原子发出的射频信号来创建解剖学图像，而功能性磁共振成像则通过测量大脑中的血流量来绘制实时大脑活动图。因为正在使用中的大脑区域的血流量会增加，这样，功能性磁共振成像扫描就可以根据大脑区域的血流量变化检测神经元活动的变化。

　　我在耶鲁大学找到了出色的神经影像搭档。马克·波滕扎（Marc Potenza）和拉吉塔·辛哈（Rajita Sinha）在压力和成瘾方面做了几十年的前期研究。最近，他们使用拉吉塔的"内部扫描"方法进行了研究，该方法的使用源于一项证据，当人们详细复述个人经历时，描述该经历会引起与实际体验相同的神经关联。我们想借用拉吉塔的个人叙事方法，在功能性磁共振扫描仪上观察灵性体验的神经关联。这项功能性磁共振成像的创新研究，是将两个最新研究的发现通过扫描仪内的实时图像展示出来：一个是具有强烈个人奉献精神的流行病学研究发现，一个是更新一点的关于结构强大的觉醒大脑的研究发现。为做好这项创新设计，在收集数据之前，我们已经做了一整年的前期工作，这项创新性研究，让参与者在扫描仪中讲述三段独立而详细的个人经历：一段是压力事件，一段是放松事件，还有一段是灵性体验。我们希望能够以此来识别与灵性体验相关的神经关联。

鉴于从青春期晚期到成年早期是灵性和抑郁共有的高发期，我们决定让 18 岁到 27 岁的男女青年参与研究。在讲述这三段故事时，我们要求参与者尽可能详细讲述——尽量说明他们在哪里，谁在那里，他们在做什么，事情进展如何，以及随着事件的展开，他们的身体感受是怎样的。

大约一半的个人灵性叙事涉及祈祷时间或宗教仪式，描述中通常伴有声音（钟声、歌声或祈祷声），以及自我与他人或自我与世界之间的障碍消失的感觉。而另一半的个人叙述基本不涉及祈祷或宗教，而是大自然中的灵性觉醒时刻——在海滩上、在雪山山顶或城市公园的池塘旁。这些叙述通常包括光和天空，以及自我和环境之间的统一感，比如"你是周遭万物的一部分，周遭万物也是你的一部分"，"你与树木、岩石、山脉、天空相连"或"你只是宇宙中的一个小点，但整个宇宙都是你"。还有一些灵性叙事既不涉及祈祷也无关自然现象，而是关于参与体育赛事或演奏音乐时感受到的超越体验。在这样的体验中，叙事者也强调被更大的事物吸收的感觉，即超越身体进入音乐或欢呼的人群的感觉。

无论灵性体验是世俗的还是宗教的，是在室内还是户外，是独自体验的还是与他人共享的，所有的灵性叙事都有着重要的主题和身体感受。在身体上，参与者感到温暖、平静、精力充沛，也更加活跃。他们的心跳加快，感觉敏锐，那些反复纠缠的想法都消失了。在情感上，他们体验到的是清晰、敬畏、开放、平和与统一，并感受到与他人、更高力量或周围环境的强大联系，有时他们甚至能感受到强大的爱。他们感觉与外界的隔阂消失了。他们不仅感到轻松或平静，或者不再痛苦或不安；也不仅感受到天气晴朗，日出花香，心情愉悦，在身体和情感的体验之外，还有一个特别的意义——那种与环境或神性合一的感觉，他们自己的声音、身份或存在感都融入周围或更大的事物中。他们讲述了那种直接的合一体验，在这些合一体验中，他们感觉自己从一个点变成一道波。他们还描述了自己脑海中发出的"砰"的一声——当我们领悟了事物的真谛而解决某个问题或冲突时，仿佛是突然收到了指引的时刻："然后，我意识到是有人在支持我，上帝已为我做好了安排"；"然后，我突然意识到我是生活的一部分，我会找到我的方向。"

相比之下，放松时刻的叙事所反映的身心状态都是中立的。参与者们只是讲述他们躺在床上盖着温暖的羽绒被，读书或听音乐，或者是躺在躺椅上晒太阳的感觉。这些都是愉快的经历，但并没有更多与之相关的具体意义。

　　我提前预测过，关于压力的叙事无非都是关于如何努力取得巨大成就，或如何战胜某次困难的经历——比如学习普通话，参加法学院入学考试（LSAT）。但是，每一个压力叙事——痴迷于得到某份工作、职位或某个人，或是努力要得到"金萝卜"，或是和自我伤害或恐惧作斗争——都不太像是在克服挑战，而更像是叙述他们在面对不确定性时如何竭尽全力地去控制自己。我必须得到那份工作，必须和那个人约会，必须考上那个学校。我能如愿以偿吗？我怎样才能得到那些我认为最重要的东西，并一直拥有它们？得到这些就够了吗？这种压力似乎不仅来自困难或冲突本身，还来自这种经历是如何迫使人们怀疑自己的全面控制感或自我价值的。这种压力似乎源于人们害怕得不到他们最渴望的东西。与灵性体验和放松体验不同的是，压力体验包括的身体体验有快速思维、恐慌、肌肉紧绷、咬紧牙关、胃或胸部下沉的感觉，以及笼统的空虚感、疲惫感或无用感。虽然灵性叙事中呈现出参与者在清晰的理解和领悟方面实现突破，以及突发的对意义的重组等现象，但压力叙事中，参与者时常陷入卡顿、反复或沉思。没有新的信息源源不断地涌入，也没有新的见解产生。

　　阅读每个参与者的叙述让我们震惊。感到极端失联和不确定的人同时也是那个能够感受到深刻统一的人。我迫不及待地想在扫描仪上看他们聆听自身经历时的大脑活动情况。我们会不会在压力体验或灵性觉知体验中看到某种联系或模式？如何比较我们的发现与其他实验室新近发现的与抑郁症相关的大脑神经网络情况？

讲述完关于压力、放松和灵性的故事，两周以后，参与者回到实验室，戴着扫描仪听他们三个故事的录音。当我打开研究小组的电子文件时，我看到功能性磁共振成像扫描显示出红、蓝、黄三种颜色，它们代表着大脑中的连接回路。

在压力体验中，参与者的大脑在岛叶和纹状体区被高度激活，这两个区域位于额叶部位，是负责动机和奖赏的中枢。将手直接放在头顶上，你就可以找到岛叶和纹状体的大致位置。这些区域帮助我们为实现目标或得到奖赏而采取行动。但当它们被过度使用时，岛叶和纹状体就像被卡住的齿轮，不断告诉我们：去得到它，我得留住它；去实现它；哦，不，这还不够，还要更多！这些区域让我们体验渴求和焦虑的情绪。当我们失控时，这里的神经网络就会驱使我们上瘾或滥用药物。所有在压力叙述中出现的情绪——恐惧、担忧、后悔、愤怒、绝望、不确定、无助、脱节、卡顿或失去控制的感觉，以及想要逃避或消失、过度追求更多——都与岛叶和纹状体区域活动的增强有关。

在灵性体验叙述中，出现了四种清晰的模式。

首先是失活 / 钝化模式，指的是既定的模块网络瘫痪了，即"反刍箱"——抑郁症发作期间会不断刺激自我反刍的区域，从而将我们从当下的感知中转移开——不再工作。看着灯光沿着既定模块网络熄灭的感觉，仿佛是看着那个有控制感的、自我沉醉的小小自我放弃了，退缩了。

第二种模式是，在腹侧注意网络中出现了明显的激活模式。

我们的大脑有两个注意网络——背侧和腹侧，它们以动态的方式相互作用。背侧注意网络是自上而下的注意，它会过滤传入的感官和感知信息。虽然这有助于让我们专注于手头的任务或目标，但它也会过滤掉无意识的信息。当背侧注意网络产生这种抑制性过滤作用时，我们的腹侧注意网络——一种自下而上的注意——就开始工作了。我们发现，灵性体验与腹侧注意网络密切相关，它使我们能够获得实时的信息，让我们接收到意料之外但对个人又非常有意义的信息。腹侧注意网络使我们能够接收到那些突然发生的顿悟，这在灵性体验中很常见——那些灵光闪现的时刻。

我们发现的第三种模式是灵性体验中的额颞网络模式。这一网络模式涉及处理他人的表征及关系，例如我们被母亲抱着或者我们拥抱亲密爱人。这一发现有力地证明，灵性状态伴随着一种关系性的亲密感。我们还发现了皮质下的参与，与放松体验中的积极情绪不同，它参与处理的是积极情绪和奖励情绪，如爱和幸福。

最后，我们发现后扣带回皮层的激活增加，而顶下小叶——我们可以感知自我和他者之间的区别——的激活减少。顶叶与两个关键的认知功能有关：一是在时间和空间上感知和表现自我及他者；二是归因作用，左顶叶活动表明对外部事物的归因。功能性磁共振成像的结果表明，在灵性状态下，顶叶从不间断的强烈使用转变为脉冲式或适度的使用。顶叶的参与使大脑能感知到分离。在灵性体验中，刚硬的界限会被软化。随着分离感觉的减少，我们会产生超越和联合的感觉。这一模式表明，当我们有灵性体验时，我们对肉身自我的认同会变得更加放松，对自己和他人之间界限的感知也会更加分散。我们感受到的界限更少，有了更多的自我意识。我们感知到自己是某个整体的一部分。

总的来说，我们的研究表明，灵性体验在大脑中以三种重要方式呈现：

· 下意识地调整注意力的方向；
· 有一种与亲密关系或联结相似的爱和拥抱感；
· 有一种自我意识，既独立于更大的世界之外，又身处其中。

这是我们第一次在扫描仪中看到灵性觉醒涉及自我超越的意识和关系。我们还看到，无论灵性体验的内容是否明显与之相关，灵性体验都会引发一种整体感或亲密感。当我们战胜了自己，走出自己的世界，我们就会产生一种联结感，就从一个点变成了一道波。

我们已经找到了从点到波的运动发生的位置，也就是我们与觉醒意识的连接位置。腹侧注意网络让我们看到，世界是有生命力的，它能够和我们对话；额颞网络让我们感受到他人和生命本身是温暖的，是充满爱的拥抱的；顶叶让我们知道自己很重要，是有所归属的，也从来不是孤单的。

看着扫描结果中的彩色分布图，我突然意识到，我正在见证的不仅是如何让人类在世上生活得更加美好安康，把"小我"的视角融入更广大、更完整的世界观图景中。我还在见证一个神秘的过程，就是那些诗歌、交响乐和伟大的创新发明的诞生过程——面对现实，对新的感知和信息保持开放的态度，并将这些感知转化为想法、见解、意义和行动。我们找到了爱、整体感和指引的神经停靠站。

有条让我印象特别深刻的真理：无论是否有宗教信仰，产生强烈灵性意识的时刻，在生物学上是相同的，无论这种体验发生在哪，是在礼拜堂还是在"大自然教堂"中进行的森林徒步旅行，它们在生理上的变化是相同的。它们的感觉强度水平和功能性磁共振激活的途径都是相同的，也就是说它们的神经关联功能相同。这证明了我们每个人的大脑都有一个灵性部分，我们可以随时随地参与其中。几千年来，人类一直在进行所谓的宗教战争和冲突。但在这里，显而易见，我可以看到，我们使用的都是我们大脑中相同的灵性部分。所有不同宗教信仰的人、不信仰宗教的人和有灵性的人，都有相同的精神感知神经关联。

而这种投入似乎是一个选择的问题。同样健康的年轻人的大脑可以应对压力——孤独、无助、焦虑、上瘾和渴望——或者投入到灵性中去。同样的人，拥有同样的外部生活、智商、社会经济地位、朋友、基因、家庭和环境，但他们看到的世界可以截然相反，或者丰富而光明，或者空虚而匮乏。如何安排自己的内心生活决定了实验的参与者们能够看到、体验到什么。在感知上做出的不同选择，会让同一个人要么清醒，要么精神错乱。

功能性磁共振成像研究表明，我们在任何时候都有两种意识模式：实现意识和觉醒意识。我们自己选择到底要进入哪种模式。

实现意识是一种感知模式，它使我们感知到：我们行为的目的是组织和控制我们的生活。当我们生活在实现意识中时，我们最关心的是如何获得我想要的东西，并一直保有它。这种意识模式很有用，也很必要。它使我们能够集中注意力，能够立下承诺来实现目标，并使我们将注意力和精力投入特定的任务中，如考前复习、完成某个项目、准时到达某地以及练习某项技能。它使我们在实施行动、完成目标的过程中有十足的动力和心无旁骛的执行力。这是非常必要和有益的感知方式。

但是，当我们过度使用或只使用这种实现意识时，它会过度控制并改变我们大脑的结构，导致我们抑郁、焦虑、压力过大和产生过度的渴望。当情况失衡时，实现意识会狭隘地局限在一点，不顾大局发展，使人沉迷于同一个路径或想法，永不满足，而且常常使人处于孤独和孤立的状态中。

它也不能帮助我们面对不理想的结果。如果我们只通过实现意识模式来引导生活，当事情没有按照我们的计划或希望发生时，我们常常会感到沮丧和苦恼。即使事情似乎对我们有利，我们也会感觉我们要靠自己来让好事发生，或者阻止坏事发生。生活是一个惰性舞台，我们必须把每个人每件事都调动起来为实现自己的目标和愿望服务。这会使我们孤立无援，或陷入持久的恐惧、压力甚至空虚中。

如果我们只生活在实现意识模式中，就会产生一个感知问题。我们与周围的每个人都无法同频共振，无法取得共鸣，我们的控制感过于膨胀。这是一种孤独的原子式的、内在空虚的生活方式，即使拥有了一切，也会感觉一无所有。这种空虚感只会让我们想要更多，付出更多，因此我们陷入了动力和回报的循环中。夸张点说，它会变成对事物的无限渴望乃至上瘾：我们需要的越来越多，才能让自己感觉良好，但无论我们获得多少成功、有多大程度的控制感，都无法消除这种渴望。

当我们处于觉醒意识模式时，我们会利用大脑的不同部分，也就是我们会看到更多，会整合多种感官信息。我们会认为自己的生活道路并不仅由自己创造，我们会把自己看作道路的探索者。我们眺望着一片广阔的风景，问道："现在的生活向我展示了什么？"这种觉醒意识使我们能够感知到更多的选择和机会，感受到更多与他人的联结，理解生活中事件之间的联系，以更开放的态度看待创造性的飞跃和洞察，并感觉到与生活的目的和意义更合拍。

在觉醒意识中，我们不会失去或放弃我们的目标。但是我们不再掩耳盗铃，不再死死抓住目标不放。我们明白生命是一种动态的力量，我们可以跟随它的节奏并与之互动。这不再是我对抗这个世界，或掌控这个世界，而是我倾听生活的诉说，意识到生活正在我所在的地方迎接我。我仍然有愿望、欲望和目标，也会经历失望和伤害，但我投身于生活的洪流中，关注着生活的大门会在哪里打开与关闭。

由于这种觉醒意识，我们的注意力会转向有意义的事件。在实现意识中，公共汽车里陌生人的搭话可能会让我们感觉厌烦，或者我们会干脆装作听不见。而在觉醒意识中，我们可能会听他讲话，甚至会发现说话的内容与我们自己生活的相关性。生活变得活跃起来，它变成一个我们能满足自己需求和愿望的平台。对话是生动的，是我们有意识进行的，还充满有趣的惊喜。虽然意识开始觉醒，生活中的困难并不会因此而消失，但是我们有能力以一种新的方式感知自己的悲伤和挣扎。投入生活的图景中，我们就会感到自己真的不孤独。

而实现意识也是必要的。它能让我们动起来，能在球场上追着球来回跑动。但是，要决定球的走向，就得纵观全局，了解其他球员，了解我们选择的后果和影响——首先要了解我们为什么要玩这个游戏——这需要觉醒意识。换言之，我们不能单靠实现意识来做出最重要的决定。只有当我们同时具备两种基本的认知模式时，我们才能准确地感知现实。每天我们都会做出成千上万的选择，要想做出更好的选择，我们需要利用感知能力，它为我们提供了最广泛、最有价值和最具启发性的视角。我们需要运用从这两种意识模式中学到的东西来指导我们的行动。

我们已经看到，灵性大脑更为健康。现在我们就可以明白其中的原因——我们可以看到觉醒意识的神经成分。我们还可以看到，灵性觉醒是我们每时每刻都可以做出的选择——一个关于我们如何看待世界、如何看待自己的选择。

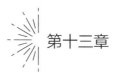

第十三章

整合是关键

在探索模式中，大脑是联通的，其区域
和网络是和谐的。本质上，探索的大脑整合
了我们的实现意识和觉醒意识。

我在寻找以赛亚和发现觉醒的大脑的过程中，既需要实现意识，也需要觉醒意识。体外受精、毅力、科学方法、统计分析——这些都是必要的因素。我不能坐以待毙，等着天上掉下一个孩子或一个科学的答案。这两件事都需要严格的追求和敏锐的洞察力，光有实现意识是行不通的。我的觉醒意识帮助我走上了这条道路。让我能够用开放的态度对待共时性现象——电视节目里的孤儿，鸭宝宝，地铁上穿着教堂服装的祖孙二人；让我能够承接邀请——学术圆桌会议的发言邀请，坐飞机去艾奥瓦州；让我相信我的内心觉知，即使它与别人的计划或偏好，甚至是我自己的计划或偏好相矛盾。我感到在实现意识和觉醒意识之间，有一种富有创造性的动态相互作用，它照亮了我的道路，也帮我扫清了障碍。

整合是关键。如果只使用实现意识，我们就会陷入纠结，对我们拥有的和没有的东西患得患失。我们从结果出发，看愿望是否被满足，相比于预先制定的计划或标准我们偏离了多少——通过这些来衡量是否达到目的或获得成功，生活会变得狭隘而充满压力。然而，如果我们只依靠觉醒意识生活，我们就会信马由缰，生活充满突发的奇想，却都无法付诸实施。我们也会痛苦，因为我们无法做出可靠的决定并找到解决方案或前进的道路。

我们不能一直生活在觉醒意识中。埃琳娜是一名土生土长的美国女性——在美国主流文化中成长，受过高等教育，事业也很成功——她逃离了郊区的生活，皈依佛门，生活在一个与世隔绝的地方，冥想了三年三个月三个星期零三天。在她修行期间，她经历了深刻的神秘体验和深化的灵性，但到该离开中心回家的时候，她没有得到如何融入日常生活的指引。当她结束了连续近四十个月的孤独冥想时，她不知道该不该再次进入冥想。声音和光影冲击着她，每天的谈话和交流也使她困惑不解。

一天清晨，她在郊区的家中醒来，确信佛陀在呼唤她。她收拾好手提箱，穿上藏红色长袍，站在外面的草坪上，等待佛陀来接她。太阳升得更高，中午到了，然后是黄昏，接着是日落，她仍站在那里，确信佛陀正在路上。在灵性的、觉醒的意义上，佛陀很可能是在召唤她以一种特定的方式为世界服务，或者更广泛地说，是为了深化她对灵性生活的实践和承诺。但她已经单靠觉醒意识生活很长时间了，以至于再也无法辨别这种灵性召唤的感知究竟来自现实的哪个层面。她以为一辆普通的车要开到路边，佛陀会把她引进去。她已经失去辨别觉醒召唤的能力，因为她没有实现意识来帮她有效地辨别。

我们会在实现意识或觉醒意识中崩溃，这是因为我们没有充分利用自身的神经系统能力，让意识达到最健康的状态。但是，实际上，我们该如何整合实现意识和觉醒意识？这种整合在日常生活中是怎样体现的？它如何帮助我们设定目标和做出决定？如何帮助我们处理好与朋友、合作伙伴、家人、同事和社区的关系，从创伤或糟糕的经历中恢复，努力让世界变得更美好？

我们的耶鲁合作团队采用了一种额外的成像技术，即弥散张量成像（DTI），以此来探索大脑白质与不同灵性取向——代表不同的立场或存在方式——之间的联系。DTI本质上是一种衡量大脑各区域之间联结是否畅通的方法。它的工作原理是观察水分子在大脑中扩散的速度和方向，观察水分子在哪里流动顺畅，在哪里流动缓慢。在已建成的有髓神经纤维内部结构中，水分子扩散得更快、更容易。通过观察水分子的路径，你可以看到大脑的习惯性路径，也可以测量大脑的连通特性——哪些部分在相互交流，哪些部分保持孤立。

我们广泛采访了参与者，了解他们的生活，也给他们做了关于各种灵性和宗教体验的有效量表，包括个人的宗教取向、日常灵性意识或实践，以及他们对这些因素在灵性生活中的作用的质疑。我们还测量了他们大脑中一种特定结构的参与程度，这种结构与灵性的长期旺盛有关：这是一种在探索状态（a state of quest）下使用神经系统能力和感知系统能力的方式。探索导向（quest orientation）的特点是类似于在生活中像旅行一样探索：为有意义的个人决定和重大存在问题寻找答案；将怀疑看作积极的；对变化保持开放态度，或者更准确地说，用全新的眼光去感知，然后用新的经验来推动变化。在探索中，我们向生活提供的信息敞开心扉，认真对待这一发现，然后积极利用所学来帮助我们做决定和实施行动——这就是我们的个人行事指南。

我们用 DTI 测量 24 名年轻人的大脑，在观察水分子的扩散状况时，发现了一个关键的探索属性——探索自己宗教观和精神观的开放态度。它与大脑多个区域的白质完整性相关，其中也包括连接两个大脑半球的区域。换句话说，比起不太愿意改变的参与者，那些反馈说生活在一种探索状态中的受试者——在灵性生活中对感知令人惊讶的答案和观点持有一种开放的态度——其大脑联结状态更好。

大脑区域之间的信号和大脑内部的信号良好则表示着健康。这意味着前额叶皮质与顶叶相连。左右大脑半球是相连的，信息流动畅通无阻。没有一个区域是孤立的——大脑对当下的信息输入是开放的，而不是一次又一次地播放同一张令人疲倦的旧唱片。思维、感知、定向和反思之间有着生动的对话，而不是与抑郁症相关的令人生厌的、过于感伤的反刍——正是在这种反刍中，我们一遍又一遍地看到同样的事情，反复重温创伤和痛苦。在探索状态中，许多形式的感知和认知一起发挥作用。大脑能够广泛而综合地利用来自不同脑区、以不同方式编码的信息。

有趣的是，一些在探索状态中高度联通的大脑网络，却在抑郁症中功能尽失，完全无法连接。在抑郁症中，处理与自我相关的记忆和情感反射的既定模式网络，用科学的说法来讲，现在变成了内部超连接和外部低连接模式。这意味着大脑过度关注内部情况，也就是指向自我的想法，而且这些想法脱离了环境。大脑不再接收来自外部世界的鲜明信息，而是变得狭隘，变得只关注自我，反复逡巡，不再将想法或信息传递给大脑的指挥中心来评估和制定行动方案。当我们患有抑郁症时，我们并没有向世界伸出觉知触角，而是将它转向了内部。

突显网络（salience network）也因抑郁而受损。在健康的充满探索性的大脑中，杏仁核、腹侧纹状体、背侧前扣带回皮质和岛叶共同处理情感和显著刺激，并引导动机和行为。但是在抑郁的大脑中，杏仁核过度活跃，奖赏回路就会崩溃。我们变得焦虑和被动，对消极刺激更加敏感。即使有外部信息流入，告诉我们有人保障我们的安全、有人爱我们、珍视我们，我们也不太可能察觉到它。当突显网络被破坏时，大脑无法将信息传递到其指挥中心。无人监管，无人指引我们将注意力更多地放在相关的输入信息上，或者调整负面的结论。认知控制网络无法接收到突显网络的邀请来评估目标、想法和感知。突显网络本身也受到干扰，前额叶皮质的外侧区域连接较少，这使得处理信息和调节情绪更加困难。

在抑郁症中，大脑的某些部分是失调和断开的，它们没有处在最佳工作状态，也没有协同工作。但在探索模式中，大脑是联通的，其区域和网络是和谐的。本质上，**探索的大脑整合了我们的实现意识和觉醒意识**。

当我们整合两种意识模式时，我们确实看到了更多。墨尔本大学的安娜·安蒂诺里（Anna Antinori）和她的团队的研究显示，对体验采取开放的态度如何改变了我们的所见所闻，开放性是大五人格特征中在神经系统上与探索模式最为相似的。

安蒂诺里招募了 100 多名志愿者——其中一些人在关于经验开放性的测试中得分很高，这种人格与探索和创造力相关——进行了一项名为"双眼竞争"的测试，即向他们的每只眼睛展示不同的图像，并观察他们如何感知两幅不一致的图像。当一只眼睛上显示一个绿色斑块，另一只眼睛上显示一个红色斑块时，大多数参与者会在不同的图像之间来回切换，一次只能感知一种颜色。但是那些对经验有高度开放性的人有一种其他参与者无法获得的视觉感知——他们看到的不是两种颜色之间的切换，而是一个统一的红绿斑块。他们能够同时看到两种互相竞争的刺激。

我们的注意力网络不断过滤进入意识的感官信息。我们的大脑决定我们看到什么和忽略什么。当处在探索模式时，我们可以感知更多信息，世界看起来更充实了。我们感知到的是"两者都有"，而不是"非此即彼"。更多的信息源源不断地涌入，我们有更多感知的可能性，有更多的工具帮助我们清晰地感知这个世界。我们用觉醒意识获取新信息——自发地捕捉、感知和评价这些涌入的信息流。然后，我们的突显网络会"嘀"的一声，告诉我们一些重要的事情可能已经到来，并将这些信息传递给我们的实现意识，由它来进行评估并决定采取什么行动。

探索就是觉醒意识和实现意识之间的开关。我们可以通过实现意识提出一个驱动性的问题，然后通过觉醒意识得到答案；反之亦然，我们可以从一次觉醒的经历中获得灵感，然后通过实现意识来理解它的意义，明确它在我们生活中的位置。这种动态的相互作用是创新思维和创造性思维的基础。我们可以通过全新的探索方式解决问题，无论是在重大的个人选择、职业挑战上，还是在更重要的生命问题上，比如在失望、失落和创伤的生活中。在探索中，生命本身变成了一个充满意外惊喜和创造性的旅程，它充满了爱、联结和方向的指引。我们只需要投入我们当下拥有的意识，认真对待我们的直觉或洞察力，尊重正在进行的相互作用，因为它会产生新的意义和方向。我们天生就有觉醒、转变和延展的能力，即使在创伤中也是如此。如果我们能响应号召，伴随着灵性的支持，我们就能发挥巨大潜力，过上充满启迪的生活。

明确地说，抑郁症有许多不同类型，它有宽泛的类别，涵盖了许多不同的症候群和内在体验。觉醒的大脑力量强大，它为我们开辟了一条道路来治愈某种类型的抑郁体验，即鼓励我们打开灵性萌发和成长的大门。某些形式的抑郁显然是通过药物或传统疗法才能有所好转，并不涉及灵性，但这两种经典疗法中的任何一个都不能"敲开"发展性抑郁的"大门"。这种类型的抑郁症被称为"灵魂的召唤"，它是一个来自灵性的邀请，邀请我们生活得更充实、爱得更深沉，并与神圣的宇宙进行开放性的对话。我们通过内在智慧感知到，这种抑郁——无论是发生在青春期或中年等成熟的人生阶段，还是对斗争或创伤的反应——都会召唤我们进入终身的觉醒之中。

越是进行在实现意识和觉醒意识之间的转换练习，我们就越能够在思考、感受和行走世间的时候受到启发。当我们发现自己神圣的生命旅程，并发现我们个人的旅程与他人的旅程竟能吻合，和生命本身也能吻合，我们就会感到生命不仅充满答案，还充满奇迹。最重要的是，探索不仅仅是那些有成就的、开明的少数人的专利，也不仅仅是僧侣、神职人员和精神导师的必备之路，探索适用于我们每一个人。这就是我们生命原初的生活方式。

我的科学生涯开始于一段了解灵性的防御作用的旅程——探索灵性是如何缓解我们的抑郁、焦虑和药物滥用的，以及灵性是如何在大脑中作用的。当答案揭晓时，我们会发现，有三种主要方式能将觉醒大脑的智慧带入日常生活：觉醒的注意力、觉醒的联结和觉醒的心。在接下来的几章中，我将分享一些实践故事，帮助我们培养灵性的核心要素，使我们的大脑更健康，使我们过上高效、互联、精彩的生活。

第十四章

觉醒的注意力

通过觉醒的注意力，我们打开了更多的感知渠道。我们不仅学会了注意，而且学会了从生活向我们显现的东西中挖掘意义。所见越多，我们能用上的便越多。

我喜欢在距离家几公里远的索格塔克河里划皮艇。一天下午，我一个人在河上划得很快，径直划向水中央，这时一群鹅朝我游来，高声鸣叫，朝我右手边的岸上，伸长脖子叫。它们尖叫着。如果我一直保持我的实现意识，坚持以目标为导向和自上而下的注意力，我就会忽略那些吵闹的鹅，甚至认为它们很烦人，然后继续全速顺着河中央向下游划去。但我注意到了它们的叫声，并有意顺着它们脖子指向的方向划。我用力向右划，差一点就撞到了一个淹没在水面下的巨大水泥块，那是一座旧桥的残骸，如果我撞到它的话，它会把我的皮艇弄翻，或者更糟。单从实现意识来看，动物几乎没有觉知能力；但在觉醒意识方面，它们是极为警觉的向导。

　　当我们只受实现意识驱动时，我们更容易被限制在自我困扰和渴望之中，对周围的生活不太敏感。通过觉醒的注意力，我们打开了更多的感知渠道。我们不仅学会了注意，而且学会了从生活向我们显现的东西中挖掘意义。所见越多，我们能用上的便越多。

为发挥我们与生俱来的觉醒注意力，首先要让"小我"安静下来，让实现意识停止工作，这样我们的觉醒意识才能显现出来。实现这一点有很多方法——通过诵经、祈祷、创造性表达、冥想，等等。

开启觉醒注意力的其中一种方式是正念练习。有大量关于正念的神经解剖学的科学研究。当我们有意脱离思想的束缚时，大脑会发生两件重要的事情：一是激活背外侧前额叶皮质和前扣带回皮质；二是停用后扣带回皮质——这是默认模式网络的开关。换句话说，正念帮助我们提高大脑前部的指挥控制能力，集中注意力并逐渐加强它，关闭默认模式网络，使四处游走的思绪安静下来。我们关闭大脑中反复出现的嘈杂干扰，为全新的见解做好准备。

有证据表明，正念可以降低我们的情绪反应，纠正对自我的扭曲看法，放松对上瘾的控制。在一项研究中，戒烟的人们使用正念练习来摆脱渴望的感觉。正念，是一种注意力控制，它没有使渴望消失，但它打断了习惯的循环，让参与者体验到渴望的同时改变他们的行为，选择不点燃香烟。正念练习打断并消灭强迫性思维——打开背外侧前额叶皮质和前扣带回皮质，关闭后扣带回皮质——带领我们开启新的感知能力。

在大自然中消磨时间也是如此。华盛顿大学的生态学家格雷戈里·布拉特曼（Gregory Bratman）的研究是关于环境如何影响人类福祉的。考虑到城市化进程的加快与精神疾病发病率增加之间的联系，他想衡量接触大自然对情绪和认知的影响，于是他分别监测了在大自然中散步 50 分钟和在城市环境中散步 50 分钟的影响。研究发现，在大自然中散步有显而易见的好处：减少焦虑、不再思虑过重和消减消极情绪，保持积极的情感，工作记忆更佳。在他的另一项研究中，他分别调查了在自然环境中和在城市环境中各行走 90 分钟的效果。他发现，随着自我报告的反刍次数的减少，在大自然中行走的参与者，其前额叶皮质活动减少，思绪逐渐平静，内心不再喋喋不休。

作为"静默"练习的例子，正念和接触大自然让我们的大脑为灵性觉知做好准备。换句话说，就是让大脑中的喧闹声安静下来，才能有更多的可能。现在我们来到了临界点，可以再向前走一步。我们可以选择练习觉醒注意力。

利用觉醒注意力的有效方法之一，是注意日常生活中的共时性。社会正义领袖兼神学家沃尔特·厄尔·福禄克（Walter Earl Fluker）牧师的经历有力地说明了贯穿其一生的共时性的黄金脉络。

沃尔特在芝加哥南部长大，在父亲 40 多岁时，随家人离开密西西比到这里定居，他的父母都是种庄稼的农民。他的父亲上到小学四年级，母亲没受过教育，连自己的名字都不会写。对于沃尔特这个骨瘦如柴的书呆子来说，街上是特别危险的地方。然而，一次又一次，人们为他指引前路，他称他们为向导。

第一位是沃特利夫人，一位上了年纪的邻居，她的丈夫在一家印刷公司工作。有一天，她在沃尔特放学回家的路上拦住他，给了他一张纸和一套削尖的铅笔，铅笔还有干净的木头味。他回到家，坐在厨房的桌子旁，开始写作——这是他最初写诗的记忆。

还有他的老师爱丽丝·麦克拉斯基夫人，在他感到痛苦挣扎时，这位老师走入了他的生活。当时，他在职业高中无聊地学不下去；他的父母多次在街头遭遇抢劫，他倍感担心；他的哥哥应征入伍被派往越南参战，他担惊受怕。麦克拉斯基夫人将他引领到文学领域，尤其是莎士比亚，正如沃尔特所说，"（莎翁）为我创造了一个世界，让我可以成为我。"他读高三时，麦克拉斯基夫人去世了，他为她写了首诗，学校邀请他在悼念仪式上朗诵这首诗。另一位引导他的人——阿德莱德·沃德夫人，注意到了他对诗歌和写作的兴趣，并安排他在市中心一家全白人的工业广告公司进行实习。

接着沃尔特应征入伍。即使没有受过大学教育，他还是设法在堪萨斯州的莱利堡找到了一份随军牧师助理的工作。他的任务之一是每周日帮牧师准备一份简报。这位牧师常在简报中提到一位名叫霍华德·瑟曼（Howard Thurman）的人的冥想，之后的很多年里他都没再听到过这个名字，也没想起过这个人。直到他在伊利诺伊州的神学院学习，因离婚而悲伤，又试图引起隔壁公寓里漂亮的莎伦的注意时，这个名字才再次出现在他的视野里。他花了两年时间才敲开了她的门，想尽一切理由让她注意到他，她终于邀请他进了公寓。而公寓的墙上挂着一张巨大的海报，上面写着：只要男人心中有梦想，他就不会失去活着的意义。海报上有霍华德·瑟曼的亲笔签名。

当沃尔特和莎伦开始约会时，霍华德·瑟曼受邀到了沃尔特求学的神学院，沃尔特被选为学生护送员，负责去机场接瑟曼，莎伦为他们准备了午餐。沃尔特发现她实际上是瑟曼的教女。瑟曼用试探性的目光看着沃尔特说："你是谁？你想在有生之年做点什么？"后来，莎伦带沃尔特去亚特兰大见她的父母，一天晚上霍华德和他的妻子苏·贝利·瑟曼（Sue Bailey Thurman）也加入了他们。于是一次重要的指导便开始了。

在神学院的最后一年，沃尔特仍在努力找寻他的使命。他应该读完神学院还是去法学院？他打算做什么？他不停地乞求启示，但启示没有到来。他非常渴望得到指导，于是他给瑟曼写了一封信。瑟曼亲笔回复，信上写着：你就像圣诞树下的小男孩，有那么多礼物，不知道先打开哪一个。最重要的是，你必须等待并倾听你内心真实的声音。当你听到它时，那将是你的声音，那就是上帝的声音。

"当我读到这封信时，情况发生了变化，"沃尔特说，"我不知道这一切意味着什么，但我知道这是对的。"

他申请了西北大学的研究项目，因为莎伦在那里攻读博士学位，但他被拒绝了，于是沃尔特就开始在波士顿大学攻读博士学位。四月的一天早晨，他在醒来时听到了瑟曼的笑声，于是便给瑟曼写了一封信，感谢他为使自己走上正轨所做的一切。一周后，莎伦来波士顿看望沃尔特。他们坐在剑桥圣公会神学院的台阶上，这时一位同事走来，对他们说："霍华德·瑟曼今早去世了。"

瑟曼大部分的作品合集和论文后来都被波士顿大学永久收藏，仍在攻读博士学位的沃尔特决定，他的论文将致力于研究霍华德·瑟曼和马丁·路德·金提出的共同体概念。后来，作为霍华德·瑟曼论文的编辑，沃尔特分配研究人员阅读和整理瑟曼毕生的作品。在接下来的四十年里，瑟曼还继续指引着他的精神世界和职业生涯。

沃尔特说："这些指引我们的向导和共时性现象不是我们寻来的，而是它们找到我们。当我们敞开心扉时，我们会体验到它们。"

即使是障碍，也常常出现在适当的时候，来教给我们一些重要的东西。我创建了这个名为"三扇门"的练习，它可以证明，当我们只使用实现意识时，我们看到的是巨石挡住了我们的道路；但当我们投入觉醒注意力时，巨石实际上是指引我们通向前方道路的垫脚石。为唤起人们的注意，我开发了这个练习，并与很多人分享了这个练习，他们中有银行家、律师、美国陆军将领、哥伦比亚大学学生、纽约市无家可归的年轻人，以及努力在痛苦中找寻幸福的患者们。这套练习对每个人都同样重要且有效，因为它唤起我们对人生之路的关注。

具体的做法是这样的：

1. 在一张纸上或在你的日记里，画出你的人生之路。
2. 标出路上你遇到阻碍的地方：一次丧失、失望或亲友死亡的经历；一个你渴望某个东西的时刻——渴望一份工作、一段感情、一项奖励或成就、一封来自某所学校的录取通知书——它们似乎排好了队，触手可及，然后不知何故，出乎意料地，门"砰"的一声关上了，你没有得到你想要的或你认为你会得到的。标出那扇"砰"的一声关上的门。

3. 现在考虑一下，那次丧失或失望的经历之后到底发生了什么，如果没有这些经历，你会经历什么。因为门关上了，因为你没有及时向前伸手争取，试图重新打开那扇门，因为你停下来环顾四周，你看到了一扇你以前从未见过的新门。当第一扇门关闭时，你的脑中浮现出什么样的新见解、新联系或新道路，打开了什么样的新大门？在画上添加那扇敞开的大门，沿门后所显现的道路前行，它会通往新的景观。

4. 接下来，你能标出一个曾出现过的信使或帮助者吗？不管他们是否知道他们曾经在你的生命中扮演过这样一个角色，他们都以某种方式支持或引导过你。也许是某个人——一个你以前从未见过的人或者一个你很熟悉的人；某个亲自出现、给你打电话、给你写信，或你在关键时刻想到的人。是谁指引你去往那扇敞开的门？在图上标出信使（们）。

5. 重复第2步到第4步两次，这样你的人生之路就会显示出三扇关闭的门和三扇打开的门，以及一路上现身为你指路的人。

腹侧注意网络为我们提供新视野时，这套练习能帮助我们确定三个具体的时刻。当我们观察生活中的大门关闭和打开的方式，并注意到出现在我们生活道路上的人时，我们会看到，失去和失望往往会加深而不是威胁我们生活的体验。

正如沃尔特·厄尔·福禄克所说，"有时候，当我们不愿意接受指引时，指引仍会出现。如果我们很固执，它们会有办法让我们知道。"

他说，最终，同步体验是"自我体验感最强烈的狂喜时刻。"

我们越是敞开心扉，看到共时性的指引，我们就越能将生活作为一种创造性的行为，以一种让生活展现自我的方式生活。

唤醒腹侧注意网络，不仅可以拓宽我们的视野，也可以扩大我们对这种真实并足以改变生活的信息的感知。

美国陆军牧师团团长托马斯·索尔杰姆（Thomas Solhjem）少将解释说，他有意使用觉醒注意力是为帮助自己实现他所谓的"神圣约定"。

他说："你的心之所念并非总是你的使命所赋。"

当他在游骑兵部队服役时，有一次，部队正在执行一个大型任务，务实地说，他应该选择在人数更多的 B 连。但他用觉醒注意力来指引自己的决定，祈祷能获得方向的指引，他问："你需要我在哪里？"平息自己的实现意识后，他感到了一种强烈的信念，那就是他需要和一架救人的直升机在一起。

因此，当地面上的轻武器击中直升机，机长头部中弹时，他就在那里。他们将机长和其他三名受伤的游骑兵转移到一架能做外科手术的小型固定翼飞机上。索尔杰姆托着机长的头，医生尝试治疗。但最后，医生还是转向索尔杰姆说："牧师，我已经做了我能做的一切，剩下的就看你了。"

"于是我们就在那架飞机上为四个灵魂做了祈祷，"索尔杰姆说，"他们都活了下来。如果我在手术期间去了别的地方，我就会错过那个神圣约定。"

索尔杰姆解释说，当他通过觉醒注意力感知到指引时，他不会"听到外太空的声音"。相反，"有一种内在的感觉。是倾听自己的声音，倾听反馈给你的声音，它推动你朝着正确的方向前进。它不仅仅是使命规划。"

他补充道："当我被外在的需要引导，或被与之相关的内在需要引导时，当我注意到一不留神就可能错过的现实时，那么我会得到最好的精神成果。生活的回报是最丰厚的。你会意识到，这并不是只靠自己就能做到的。"

现在索尔杰姆在五角大楼工作，担任军队高级领导层的主要宗教和精神顾问。当他周游世界并给军人家庭提供精神指导时，他要确保行程中包括"四处走动"的时间，以便他穿过世界上最大的办公大楼，他相信自己会遇到那个应该遇到的人，并开始一场谈话。无论他是在执行任务还是在厕所，或是在某个偏远的营地、哨所或车站，他可能遇到某个人，他问"你好吗？你真的好吗？你的灵魂怎么样？"时，那人可能会说"我正和我处于青春期的孩子斗智斗勇"或"我丈夫病了"。通过有意识的觉醒注意力练习，他满怀着完成更伟大目标的期望，去实现那些神圣约定。

20 世纪的思维观认为，想象是我们构建的东西。想象就是一种发明，一种虚构。但在觉醒意识中，想象与其说是一种创造行为，不如说是一种感知行为——一种觉察信息的方式。就像当我们的手离火炉太近时，我们能觉察到火炉发出的热量一样，我们也能觉察到图像，无论是视觉的、听觉的，还是通过任何其他感官——使我们能感知到真实事物的感官。当我们受到指引，参与成像过程，我们就可以感知到具有高度治愈性、有用性或指导性的信息。

形象化的方法可以邀请他人——或神圣的存在，或某种生物——进入我们的意识。我已经看到一些人利用形象化的方法，与那些在生活中无法继续相处或已经去世的人，发生了奇妙的、治愈性的转变。在自我发现方面，我看到了这种简单而古老的形象化的方式帮助人们完成了强大的自我实现，具体方法如下：

闭上眼睛，用深长、稳定的呼吸让你的实现意识平静下来。

清理你的内心空间。然后，邀请一只动物，看看来的是谁。问它："你怎么看？"

这种动物形象化为达伦提供了重要的治愈信息，达伦是一名年轻演员，有多年的成瘾症，正在康复中。突然出现在他意识里的动物是变色龙。起初，这让他很不高兴。"一只变色龙，"他说，"那就是我，总是在扮演某个角色，努力成为别人希望我成为的样子。"他只能通过自己的实现意识视角看到变色龙——他与成瘾症、无价值感和空虚感斗争。他的自我批评意识占了上风。"我总在表演，"他说，"我空有一副皮囊，内心什么都没有。"

但后来他听到自己的内心说，他对自己有多么苛刻。看到变色龙，观察自己对它的反应，使他重新认识自己，也帮助他看到了自我批评的习惯。他有意识地放下他的实现意识视角，问道："如果我接受变色龙，这个世界上唯一来找我的动物，会怎么样？"

当他允许自己接受变色龙的形象而不是评判它时，他才看到了一些新的东西。变色龙的适应性很强，它的动作和思维都很敏捷，知道如何在各种环境中生存。灵光一闪间，他摆脱了旧观念，不再觉得自己是一个装腔作势、讨好别人的人，而是以一种新的方式认识了自己和自身的优势：有创造力、灵活。

当我们发挥腹侧注意网络时，我们会用有利于成长和康复的方式去注意世界、构建意义。有时，我们收到的信息和形象会令人困惑，甚至令人感到不适。

一次，沃尔特·厄尔·福禄克牧师正在治疗，一个奇怪的形象浮现在他眼前：一只巨大的负鼠妈妈，背上挂着小负鼠。这完全出乎他的意料，他忍不住大笑起来。在治疗过程中，他也有过抱着很多孩子的莫名感觉，他感到不知所措，担心自己会把孩子摔下来。然后，一种记忆中的印象，一种孩提时代被抛弃的感觉就浮现出来。他知道他的母亲有癫痫，所以这种过去的感觉印象，这种他早已遗忘的被抛弃的记忆，立即有了意义。

这也很可怕。他本是科班出身，本该只关心严密的认识论结构和可量化的真理。这些信息虽然与他生活中的一些已知事实相符，但却以一种无法量化的方式呈现在他面前。

记忆也很痛苦。原本让他感到安全的手臂松开了他，他的身体开始坠落，这种感觉真是太可怕了。尽管如此，当他再次经历坠落时，在恐惧之外还有一种感觉，准确地说，它不是一个声音，而是他周围的一种存在。它不是用语言而是用感觉对他说，不要担心，我们会托住你的。这给了他一种巨大而莫名的平静。

一周后，他带着两个年幼的儿子去布法罗出公差，在早上不用上班时，他便带孩子们一起去了布法罗科学博物馆。他们绕过博物馆的一个角落，无意中发现了一个负鼠妈妈的展品，小负鼠宝宝挂在她身上，正像他在治疗时脑海中不知从何而来的形象一样。他和他的儿子们读到负鼠是有袋动物，会把宝宝放在育儿袋里，抚育幼仔，直到它们足够强壮，能够爬出育儿袋，抓住妈妈的皮毛，最后独自站立。当读到这些时，他的手颤抖着。

福禄克牧师做了几次深呼吸来稳定自己的情绪，负鼠的意义也随之而来，他的实现意识和觉醒意识，他的头脑和他的心都帮助他感受到了这个意义。他正在设计一个专业的伦理型领导模式，为那些未来的领导人——来自他家乡的小伙子和姑娘们——找到或者创造出保护以及滋养他们的源泉。负鼠的出现激发他产生了道德孵化器的想法——一种让年轻领导人在学习管理时保持人身安全、精神自律、智力敏锐、心理和精神完整、道德稳固的方法。在情感上，负鼠带来了一种存在感，告诉他，有人托着你，不要害怕。

"我们是孤立无援和疏离冷漠的，"他说，"我们大多数时候都感到孤独，我们这么害怕的原因就是我们不知道是有人托着我们的。"

当我们唤醒注意力时，我们可以获得特别的感知，帮助我们重新认识世界。索尔杰姆少将向我介绍了一些美国随军牧师，他们利用觉醒注意力帮助他们关照的人。以下是他们对疗愈过程的描述：

1. 详细叙述这次创伤性事件。在回忆中，去到受创伤的地点和空间中，重温它，唤起感官记忆——视觉、嗅觉、声音等。

2. 在讲述的过程中，在最悲伤或后悔的时刻，表达悔恨或责任感。

3. 然后邀请你的更高力量——任何让你产生共鸣的超然形象——来到回忆中。它可能是个人祈祷、祈祷圈，或者在某些传统中是举手祈祷。

4. 看看有什么重组的新意义自发而来。

5. 然后带着新信息回到叙述中。

一位资深牧师与我分享了一个故事：一名美国士兵意外枪杀了同伴（他的一名队员）后，10年来一直处在创伤状态。他变得麻木、与世隔绝，无法与家人接近，他陷入极度的内疚中，变得极其痴狂，他非常害怕犯下毁灭性的错误，这导致他几乎无法正常工作。多年来，他的治疗主要集中在帮助他打破强迫性思维并改变其行为上。但这并没有起作用，他的强迫倾向可能是一种保护自己不受罪恶感和无价值感伤害的方式。牧师意识到这种 x 轴治疗模式不起作用，于是引入了 y 轴模式：让这个人尝试探寻模式。

首先，他请士兵讲述这个痛苦的事件，重温创伤。

"我在基地，"士兵开始说，"刚刚清洗干净枪，重新装上子弹。我听到一声响动，就转过头。然后枪就响了，我的朋友躺在地上，到处都是血。"

"你有什么感觉？"牧师问道。

"我感觉糟糕透了，内疚，害怕，我在尖叫，这是我感受过的最大的痛苦。我的身体像瘫痪了一样。"

"让我们邀请上帝进入这一时刻。"牧师说。跨越两个时间——此时此刻，以及士兵正在重温的创伤时刻——牧师做了祈祷，向上帝寻求指引。两个人一起祈祷。

突然，泪水涌上了士兵的脸颊。"我听到了上帝的声音，"他说，"我看了看枪，发现保险栓没有拉上。上帝告诉我：'你犯了一个可怕的错误。但你不是故意这样做的，你被原谅了。每个人都被原谅了。'"

心理健康领域存在一个常见的误解，即创伤或痛苦事件本身让我们沮丧。但精神痛苦与其说是创伤的直接结果，不如说是创伤如何影响我们的日常生活体验，如何缩小和限制我们的感知力。重温创伤并不能产生疗愈效果，就像埃丝特·克莱因曾在 6 号病区被迫重温创伤反而加重了病情，疗愈需要通过揭示被掩盖的真相，从而带来新的洞见和信息。

很多时候，其他人都试图说服士兵他是无罪的。但他无法从一种彻底的、确定的无价值感中脱身。回到那个让他的生活陷入僵局的事件中，回到那个无法释怀的时刻，打开灵性意识的大门，新的信息便纷至沓来，让意义重组。他的顿悟来自他所知道的精神语言，但它可能以不同的形象出现，就像我们在耶鲁大学进行的第一次功能性磁共振成像研究中的受试者所产生的灵性叙事一样——一些终极神圣或善良的表达，可能是一起歌唱的声音，透过树木的阳光，祖母身上令人感到安慰的气味。对于他来说，就是上帝直接宽恕他的声音。他不再相信自己是邪恶的、错误的、永远应受道德谴责的人。他能够继续前行，并在内心深处知道自己值得原谅。

牧师分享了第二个通过觉醒注意力治愈和转变的故事。一位几年前被强奸的女性应对创伤的方式就是与男性建立严格的界限。她已决定生活中不会再有亲密关系，因为她发现她不可能信任别人。她感到羞耻，认为强奸在某种意义上可能是她的错引起的。她讲述了自己的故事——在一家餐馆的约会、散步回家、喝酒、卧室、被一个她喜欢并信任的男人强奸——牧师用他们共同的精神语言鼓励她打开觉醒意识，为她的疗愈和恢复祈祷。

"让上帝来到卧室吧，"他说，"你看到了什么？"

"我看到一个无辜的女孩，"她说，"她受伤了。上帝说：'这不是你的错。'"

觉醒意识开启了重生的可能性——意义的巨大改变，过去的责备和羞耻已被打破，迎来剧变，一首新歌的开场和弦已然形成：我受伤了，这不是我的错，我不必把人推开。

当我想到觉醒注意力时，我想到了西斯廷教堂天花板上的标志性绘画——上帝赋予亚当生命。我们也被上帝赋予了生命——通过意识被赋予生命。通过觉醒注意力，我们可以获得惊喜，获得让我们头晕目眩的新信息。当新的意识到来时，它就像生命之手伸出来触碰我们的手。在深不可测的宇宙中，我们不仅仅是一个渺小的原子自我。我们并不孤单，生活总是向我们伸出援手。通过整合的意识，我们可以看到、感受和了解生命之手，并向它伸出我们的手——与在我们体内穿梭和围绕着我们的意识进行持久的对话，成为生命的一部分，并为生命做出贡献。当我们唤醒这种能力时，我们就会成长并得到治愈。

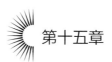

第十五章

觉醒的联结

　　觉醒的关系具有改变和治愈的作用。生活和实验室的情况都揭示了一件事：我们都被爱的网络联结在一起，生活本身用爱拥抱我们。

2001 年 7 月，汗屋仪式过后的几个月，一名护理员带着菲尔和我穿过圣彼得堡 5 号婴儿之家一间阳光明媚的游戏室，走向一张大婴儿床，五个婴儿趴在那里，围成一个圈，中间放着一些玩具——有一个天蓝色的球，一块条纹木块和一只彩绘的木制动物。圈里的一个女婴哭了起来。一个圆脸的男婴把球推向她，并期待地看着她。当她饶有兴趣地用手抓球时，他笑了，高兴地咕哝着。那个男婴就是以赛亚，我们的儿子。

"婴儿们常常互相安慰，"护理员告诉我们，"一个人哭的时候，其他孩子就递玩具逗他们高兴。"

这是我第一次抱我的儿子。我把这个暖暖的小家伙紧紧搂在怀里。我把鼻子埋在他那金色的细发里，亲吻他圆润的脸颊，亲吻他的肚皮。我闻着他新鲜的婴儿气味，把他抱在贴近心脏的地方。他把胖乎乎的手按在我的胸前，拱起背，这样他就可以盯着我看了。然后他摸了摸我的脸。我从未感受过如此强烈的爱和认可。我几乎不想放手把他交给菲尔。然后我呆坐在那里，看着他们父子，动弹不得。泪水顺着菲尔的脸颊滑落。

我们的领养指导给我们分享了两封信，是儿子的生母在他出生一周后留在医院的。她的第一封信写道："我会在 6 个月后回来找小弗拉迪斯拉夫。我需要挣足够的钱。"第二封信她就放弃了自己的权利，说："请确保我们的小弗拉迪斯拉夫接收到爱。"我们会爱他，这是我们对他母亲提出的请求的回应。而以赛亚，也是我们向上帝提出的请求的回应。

有人曾提醒说，俄罗斯实施了一项延迟领养法——所有国际收养都必须等待一段时间。我们满怀期待地见到以赛亚，但还不能立刻带他回家。我理解法律要确保领养家庭是安全可靠的，孩子才能与他们在新的国家团聚。总的来说，等待期的设置是有道理的。但以赛亚不在家的每一天，我们都害怕失去他。我们已经是一家人了，我们充满了爱。以赛亚已经在孤儿院待了 10 个月，为什么还要再多耽搁哪怕一分钟？实际上，等待似乎是不明智的。在以赛亚马上要出生的弟弟或妹妹到来之前，我想和他先建立联系。几个月过去了，我的预产期临近，旅行只会变得更加困难。

我们选择了起诉，并要求择日开庭。但主持案件的法官第二天就要去度假了，没有人可以参加听证会。我们的领养机构打了无数个电话，想问清楚其他城市的法院是否可以对此案作出裁决。这时我们在酒店接到一个电话，法官的女儿赢得了一个科学奖，他们的全家度假计划取消了，因为要留在镇上参加颁奖典礼。这样法官就可以在上午审理我们的案件。

第二天，在闷热的法庭上，我站在法官面前，穿着一件宽松的连衣裙，凉快一些，也能遮住我微微隆起的肚子。

"法官大人，我们请求您放弃执行延迟领养法。我们想把我们这个有灵性的孩子带回家。"

法官严厉地看着我们。曾有个可怕的瞬间，我想她可能会询问我怀孕的事，然后拒绝让我们领养孩子，因为我们马上就要有一个亲生的孩子。但后来我看到她的脸紧绷着，忍住了眼泪。

"孩子们需要被爱。"她说，然后木槌一敲，宣布不执行这条法律。

我们带以赛亚一回到家，就带他坐在索格塔克河边。他接受了一切：水面上的光，浓密的树叶，满眼的绿色，天空和鸟儿的歌声。在他10个月的生命中，他只出过一次孤儿院，当时他被紧急送往医院做泪腺手术。孤儿院里20个婴儿可能只有一两个女看护来照顾，要带孩子出来享受新鲜空气和阳光是不可能的，也不太现实。所以以赛亚从来没有见过树木和开阔的天空。他光着脚丫在柔软的草地上乱蹭。他的眼睛闪闪发光，向我们伸出手，好像要引起我们关注并分享这个奇观。我一辈子都不会忘记这个时刻。

从在电视上看到那个孤儿的那天起，这个故事就一直在教导我们：爱会产生爱。在以赛亚回家的第一周，我们的邻居在一座新英格兰教堂附近的操场上举办了一场欢迎派对，教堂的白色隔板外墙，显示着它的古朴。邻居们带来了堆成小山的食物、礼物，还有写满了鼓励和建议的纸条——写了那些成为父母前希望知道的事情。我们非常感动，这些邻居给予了我们澎湃的热情和巨大无比的联结，以欢迎我们这对新手父母。

现在，我去产科做检查或超声波检查，以赛亚坐在婴儿车里陪在我身边。我怀着的这个婴儿也很活跃。以赛亚看着我，咿咿呀呀地说着，两只小腿乱蹬。肚子里的小腿和身边的小腿配合默契。

我仍在学着不要在孕期的每一分钟都屏住呼吸紧张无比，但这次受孕过程让我在妊娠期间里感到安定和坚强。以赛亚的到来和我在寻找他的过程中所经历的一切改变了我。我知道我可能会犯固执，害怕失去控制；我也可以让这世界引领我，让生活在我面前展开。

当我临产时，我妈妈从波士顿开车疾驰而来，晚上陪以赛亚睡觉。我感到爱包围着我，将我完全托起。但分娩并不顺利，疼痛不断加剧，时间一分一秒流逝，我还是生不出来，孩子就是出不来。我万分恐惧，觉得自己的身体会崩溃。我看菲尔的脸上也充满了恐惧。

最后，医生说："这是头盆不均衡。婴儿无法通过你的身体骨架。我们准备为你做手术。"

菲尔曾告诉我，他担心我会死于分娩。护士把我推到手术室时，他紧握着我的手。我心里非常慌乱迷茫，菲尔戴着口罩，我看不到他的脸，护士拉上帘子不让我看到自己的身体。我的下半身麻木了。接着，我便听到了婴儿的啼哭。

"她出来了！"菲尔说。

我意识到这一点时，他们已经剪断了脐带，给婴儿洗了澡，护士把她抱了起来，她的身体从脚趾到头部都弯曲着，一绺蓬松、浓密、乌黑的头发从她的头顶笔直地竖了起来。她是莉亚。我的第一印象是：我的女儿一定很强壮，所以才会有那样的头发。护士温柔地把她放在我的胸前，就放在我心脏的位置，让她的温暖和亲切渗入我心里。

几个小时后，莉亚和我躺在医院的病床上。菲尔回家睡了几个小时，醒了就陪着以赛亚。我和莉亚有机会独处了。我凝视着她——那么纯真、睿智，又充满神性，看起来仿佛有八百岁了。和所有新生儿一样，她仿佛来自远古，又崭新无比。我朝着小家伙古老的脸微笑着。

"我爱你。"我低声说。

她睁开眼睛。转过头面向我的脸。夜里，她好像对我咧着嘴笑起来，眨着聪明的小眼睛。

第二天早上，菲尔带着以赛亚去医院见他刚出生的妹妹。

"宝贝，宝贝！"他喊着，伸手去够她。

"我想要一个有爱的能力的孩子。"几个月前我在领养机构这样说过。

莉亚用她的小拳头握住以赛亚的手指。她看着哥哥，好像两个人终于团圆了。

我又一次被这段不可思议的旅程，以及家人的团聚震撼。我想到了量子物理学关于纠缠的研究——粒子之间的关系非常紧密，一个粒子的变化会影响另一个粒子，即使它们相隔很远。如果纠缠发生在物质的最小增量之间，那么它是否也会发生在生物之间？一个坐在南达科他州烟雾弥漫的帐篷里，结结巴巴地讲述自己的诉求的女人，和一个在俄罗斯的孤儿院醒来的婴儿之间会发生吗？在以赛亚和莉亚之间，这对相隔半个地球孕育但在生命之初就紧密联结的灵性兄妹之间，会发生吗？

我还想到了在以赛亚来之前的一两年，我在哈佛医学院参加过的一个继续教育研讨会。拉里·多西（Larry Dossey）博士是达拉斯的一名资深医生——他60多岁，身材魁梧，很是威严，看起来像曾经在高中橄榄球队打过四分卫。在这样一所严谨的主流医学院，他的演讲却是关于祈祷和直觉在医学中的作用的，这是个令人惊讶也备受欢迎的话题。他把他在医学领域所看到的直觉比作他与孪生兄弟之间的特殊联系——一种"孪生事物"——许多孪生兄弟都有类似的经历，就是自己会知道甚至共享孪生兄弟正在经历的事情，即使他们并非同体。两个不同的大脑或身体几乎同时产生或感受到相同的思想或感觉，或身体上的感知。"作为亲历者，"多西博士说，"我们不能忽视意识的非局部性。"他接着解释说，我们的意识实际上是一个意识领域的一部分，他称之为"一心"（One Mind）。

观众席上到处都是举手的人，大家争先恐后地问同一个问题：它是如何起作用的？

多西博士笑了。"在医学领域，"他说，"我们通常是先知道那个起作用的东西是什么，才能知道它是怎么起作用的。"许多药物——阿司匹林、青霉素、全身麻醉剂——在我们还无法解释它们产生作用的机理时，就发现它们可以有效治疗炎症、疼痛或感染。"你知道，"他笑着补充道，"我从来没有见过一个需要大手术的病人因为麻醉师不能准确地解释其工作原理而拒绝接受全身麻醉的。"

我对汗屋仪式也有同样的感觉。我无法解释发生了什么事，但这并没有掩盖我对即将到来的两个孩子的喜悦和好奇。多西博士的话在我脑海里闪过，结合我们对量子纠缠的理解，意识的非局部性表明，正如微小粒子可以互相关联结合一样，思维或意识也可以互相关联。也许意识的非局部性就是我在汗屋仪式中感受到的，帐篷里的妇女们都有的这种集体关注和意识，以及和更大渊源之间的联系，那是治疗师帮助我们挖掘出的更大渊源。尤其重要的是，我们求来的孩子并不是菲尔一直想要的女儿，而是一个儿子。汗屋仪式上的妇女们曾饱受失子之痛，她们为自己祈祷，希望能疗愈这些迷失的、受苦受难的孩子，而生活也把我们失去的儿子送了回来。他不像外卖单上的食物一样点击即能送到。他是通过与他人乃至整个宇宙的对话和联系而来的。这种联系的机制是什么？

从 1987 年开始，墨西哥大学的神经心理学家雅各布·格林伯格（Jacobo Grinberg）进行了一系列以同样方式开始的实验：两个人坐在一个房间里冥想 20 分钟，有意识地专注于建立两人之间牢固的联结。然后他们被送往单独的电磁屏蔽室，格林伯格在那里对他们的大脑活动进行了不同的测量。例如，他检查了脑电图（EEG）数据，结果发现，在参与者有意识地建立联结之后，他们的脑电波模式就开始趋于同步，即使他们在不同的房间里无法直接交流。在另一组实验中，当冥想者在单独的屏蔽室中时，实验室技术人员会在另一名参与者的眼睛中闪过一道亮光。在 EEG 读数上可以看到 100 次随机闪光，即突然的尖峰信号。

令人着迷的是，当格林伯格比较两组脑电图时——一组是接触闪光的参与者的脑电图，另一组是单独在屏蔽房间中的参与者的脑电图——他发现，脑波震荡在 25% 的时间里都是相关的。没有接触到闪光的受试者，其大脑仍有 1/4 的时间记录了另一个受试者眼前晃过的闪光。似乎一个大脑的脑电活动同时传递到了另一个大脑，而两个大脑之间没有任何电路连接或常规的信号传递。这部分时间的重叠的发现太重要了，这绝非偶然。两个大脑之间到底是通过什么机制共享信息的呢？这就好像两个大脑在某种程度上是一个大脑——既分离又统一。

"同步反应"是指两次振荡同步——就像两个音叉以相同的频率振动或两个钟摆同时以相同的节奏摆动。雅各布·格林伯格的研究揭示了有共鸣的二人组之间存在脑电波同步现象。费城马库斯综合健康研究所（Marcus Institute of Integration Health）的神经科学家兼研究主任安德鲁·纽伯格（Andrew Newberg）通过磁共振成像和 PET[6] 扫描发现，当我们在超验状态中将更多的人聚集在一起，同步的力量就会增强。在这种情况下，一起祈祷，实际上是在同一个房间里，能够让其他祈祷者更快地进入祈祷状态。这就好像精神状态不仅可以共享，还能互相感染。如果有九个人一起祈祷，他们的大脑就会产生同步反应，当第十个人进入房间时，

6　中文全称为正电子发射计算机断层显像。

很快就会达到同样的精神状态。（这或许与《犹太法典》相吻合，该法典要求必须有十名信徒在场才能进行宗教仪式。）

大量的脑电图研究表明，当两个人在情绪上同步，或者在任务中相互镜像，或者在共情状态下产生情感联系时，两个大脑就会产生同步反应。振荡脑电波同步处于同一相位（脑波同时上下波动），这对于被称为 α 脑波（8～12 Hz）的波长来说尤其如此。值得注意的是，α 脑波的同步现象来自顶叶区域，也就是我们在哥伦比亚大学研究有灵性的成人克服抑郁症的磁共振成像研究中，以及在耶鲁大学研究灵性体验的实验中看到的皮质增厚的后脑区域。识别 α 脑波正是通向意识觉醒的连接通路。

大脑的同步反应是如何发生的，这种联系的作用是什么？

由海法大学的帕维尔·戈尔茨坦（Pavel Goldstein）领导的一项极有吸引力的研究，试图探究是否可以用大脑与大脑的耦合或共振作为缓解疼痛的可能机制。科学界已经认识到，当我们对疼痛患者产生共情时，我们此时的大脑结构便与疼痛患者趋同。换言之，疼痛和疼痛治疗激活了相同的神经网络，特别是双侧前岛叶和前中扣带回皮质。戈尔茨坦和他的团队推断，如果大脑镜像是共情的一个重要神经组成部分，那么它是否也可能是我们治愈和减轻疼痛能力的基础？

戈尔茨坦的研究小组利用了一种被称为超扫描的技术，该技术使研究人员能够同时监测至少两个人在相互交流时的大脑活动，研究小组观察到异性伴侣在牵手以及安慰对方以缓解疼痛时的大脑状况。为保持一致性，也有证据显示女性比男性更能从社会支持中获益，因此女性被分配扮演"被安慰者"角色，男性被分配扮演"安慰者"角色。在疼痛和无疼痛两种情况下，以一对异性情侣作为测试对象，男女分别经历手牵手、坐在一起但没有身体接触、坐在单独的房间里的测试。在整个实验过程中，扫描仪记录下了两人的神经活动，因此研究团队可以探讨两个问题：第一，表达关心的触碰是否会增加大脑与大脑的共时性；第二，大脑与大脑的同步程度与安慰者能否成功缓解伴侣的痛苦之间是否存在相关性。总之，这项研究探讨了大脑之间的共振是否是爱情拥有治愈能力的一个影响因素。

戈尔茨坦和他的团队发现，在疼痛状态下，牵手有两个显著的结果：人与人之间的触碰提高了安慰者共情的准确性，减少了被安慰者的疼痛体验。换言之，抚摸疗法既能增强我们的安慰能力，又能成功地减轻爱人的痛苦。此外，一个特定的大脑共振网络似乎也发挥了作用。在疼痛-触摸状态下，扫描仪显示，女性的大脑顶叶区域与男性的大脑右侧枕叶、颞叶和顶叶区域之间，存在强烈的镜像或同步现象。他们似乎已经发现了关心拥抱条件下两个大脑的回路，在安抚的话语"没事，没事"中，疼痛缓解了，被安慰者也安心了。这种大脑间的同步主要发生在 α 脑波中。基于两人的亲密状态或触摸的强度、疼痛的程度或对舒适的需求，以及两人的亲密感，伴侣之间共享的同步现象可能会越来越多。我们是对方的什么人？我们是为安慰对方而生的。

戈尔茨坦和他的团队为这一发现提供了两种可能的解释：第一，社交触摸传达了社会理解，而社会理解反过来激活了大脑中的奖励回路，从而减轻了痛苦；第二，这种社交触摸通过模糊自我和他人之间的界限来缓解痛苦，创造出统一的爱，帮助安慰者"感受"被安慰者的痛苦并传递关怀和支持。这项研究表明，当我们感受到同理心并传递关怀和安慰时，我们的大脑就会耦合起来，共享同一性。这种同一性是治愈的重要机制或条件。

在另一项创新性研究中，珍妮·阿赫特伯格博士（Dr. Jeanne Achterberg）发现，爱的治愈力量不仅可以通过触摸或身体接近传递，还可以远程传递。在北夏威夷社区医院，阿赫特伯格使用功能性磁共振成像技术，检查远程发送的治疗想法是否可以激活接到治疗意图的受试者的某些脑部功能。经验丰富的夏威夷土著治疗师们都选择了一个他们感觉与自己有同情感联结的人，这些接受者进入扫描仪中，与治疗师的所有感官接触都隔离开来。

治疗师进入另一栋楼的扫描仪中，在仪器的监控下，治疗师向他们的疗愈对象发送治疗意图，发送的时间随机选择，间隔两分钟。接受者无法预测或用感官觉知治疗师的信息是什么时间发送的。但11次中有10次，在治疗师发送意图的准确时间，接受者的大脑的特定区域——精确位置是扣带回前部和中部、楔前叶和额叶区域——被激活了。这种事情的随机概率不到万分之一。阿赫特伯格得出结论，远距离发送的同情治疗意图有可能对接受者产生直接的身体影响——当我们互相关联，我们可以影响彼此的身体和心理过程。

一次巡回演讲中的同步体验再次强化了这种看法。在犹他州的普罗沃，我做了一次关于灵性作为一种韧性要素的学术演讲，我看到400人的礼堂后排，坐着一对年纪略长的朋友，他们注视着我，目光明亮动人，让我感到震惊。他们对我的演讲专注不已，仿佛是照向我生命的光。他们阳光般明媚的目光似乎穿透了我的身体，我的胸口感到一股暖意。他们肩并肩地坐着，靠着彼此，风度优雅，浑然一体。在人山人海中，他们脱颖而出。在昏暗的房间中，他们的眼中闪烁着爱的光芒。

我必须去见他们。演讲结束后，我跑向过道。他们似乎也感觉到我正朝他们走来，所以在等着我，然后热情地握了握我的手。加里·韦弗博士（Dr. Gary Weaver）有一头黑发和一双清澈的蓝眼睛，衣领挺括的衬衫将他的身材衬托得更加挺拔。他的妻子科琳（Colleen）穿着一条长裙，配上棕色牛仔靴，齐肩的浅色头发落在鲜艳的短外套上。他们感谢我的演讲，说灵性和韧性的主题与他们的工作产生了共鸣。

我本应去大学教师俱乐部参加一个小型的学术午餐会，但我更想多了解一下韦弗夫妇。我也感觉到他们有一些重要的东西要教给我，于是我一时兴起，请午餐会主持人在我坐的那桌加上了他们的座位。

这对夫妇告诉我，三十年来，他们一直致力于帮助那些在可怕的受虐事件中幸存下来然后又变成施虐者的孩子，这些孩子早已多次受到审判，假如再犯，就会从少管所转到成人监狱去。韦弗夫妇是这些孩子最后的机会。后来我了解到，对于那些想要轻生的孩子，韦弗夫妇进行干预的成功率为85%。他们的支持远远超出了临床领域。他们收养了 28 名年轻人。

"你们是怎么做的？"我问，"是如何干预他们的？"

我感觉到韦弗夫妇对这些受法庭审查的男孩子们产生的影响，和他们散发出的那种闪耀着爱的光芒是浑然一体的，就像他们在谈话后暗示的那样，这与灵性意识有关。桌子上的其他人都在进行关于研究范式和统计模型的学术讨论，以及下一篇文章在哪里发表，但我只想谈论韦弗夫妇是如何帮助人们的。

"我们到外面的沙漠去，"加里含糊地说，眼睛闪烁着，"我找个时间给你演示一下。"

甜点端上来了，然后客人们开始渐次离开，把他们的白色亚麻餐巾扔在椅子和桌面上。加里、科琳和我是最后三个坐着的人，甜点盘子清理干净后，我们还不肯走。

"您现在能给我演示吗？"我平静地问，"您如何教授灵性觉知？"

"这不是借助某个特定的宗教，"加里说，"我们接触的这些男孩，大多数都与宗教的传教士有过严重的冲突。"

他沉默了一会儿，然后打了个响指，说："来吧！"

他带领我做了一个超凡的形象化练习，叫作举行会议：

坐下来闭上眼睛。

在你面前摆一张桌子。你可以邀请任何人来你的餐桌——活着的或死去的，只要是真正关心你的人都可以。

所有的客人都坐在你的桌子旁，询问他们是否爱你。

现在邀请你更高层次的自我到你的桌子上。就是你身上的某部分，比你做过的或者没做过的任何事都伟大的那部分，比你拥有的或者没有的任何东西都伟大的那部分。

询问这个永恒的、更高层次的自我是否爱你。

现在邀请更高力量来到你的桌子旁，无论是谁，无论对你来说它是什么。问问这个更高力量是否爱你。

现在，所有的人都坐在那里，就现在，问他们："我现在需要知道什么？他们需要告诉我什么？"

这是一条通往觉醒的联结的快速路。能够使我们认识到我们是处在联系中的——与我们的祖先、我们所爱的人、我们更高层次的自我、更高力量——与超越物质存在的力量有着密切的关系，通过这些关系，我们可以收获重要而有用的东西。像上面的仪式一样，你的内心会议一直都在。不同时间可能会有不同的人出现在你的餐桌旁，你可以随时随地向他们提问。

现在我已经做过无数次这样的练习，与学生、家长、商界领袖、律师、科技界和金融界人士一起，他们无一例外地都被鼓舞和安慰。在充满精英的机构和行业中，人们习惯于从竞争和比较的角度来思考问题，而这种无情的自我评估往往使他们的生活变得脆弱。就在这短短几分钟安静沉思的时间里，他们就意识到自己被深爱着，有多少人和他们在一起，包括那些早已被他们遗忘或那些逝去的人。

正如我在临床诊疗中不断发现的那样，投入这种爱的联结的意识能够实现深层疗愈。我被邀请为圣约家园设计一个临床干预项目，在那里，我又一次见证了这一点。圣约家园是曼哈顿西区林肯隧道附近的一个收容所，它为无家可归的高危青年提供庇护。收容所为这些年轻人提供临时食宿和就业帮助，使他们从寄养家庭或不稳定的家庭环境中脱离出来。

兰迪，一个20岁的小伙子，在团体治疗课程开始时这样说道："我的世界是一座房子，房子里的每扇门后都充满了火焰。"他的生活一直因断绝联结而支离破碎。他出生在特立尼达，很小的时候就被父亲弃养，后来随母亲和妹妹搬到了纽约，现在和她们的关系也很紧张。他不再和她们住在一起，也很少和她们说话。他极度焦虑，处于重度抑郁症的边缘，反应过激。他听不了任何批评，在他的人际关系中充满极端的冲突。当我们的团队第一次看到兰迪时，他正在打电话，对着他的女朋友大喊大叫。愤怒是他发泄痛苦和试图控制环境的方式。他还经常用药进行自我治疗。

兰迪向小组提出了治疗（包括每周两小时的小组治疗，辅以开放式的个人治疗）的三个目标："我打算学习更多的方法来克服我的痛苦和愤怒，并将其转化为某些或任何有价值的东西。"他写道："从明天起我将有一份新工作，我的主要目标是每天努力工作，维持这份工作。"他还表示，他想学习建立更好的关系："我觉得这将有助于我作为一个人学会爱别人，爱他们本来的样子，而不一定是因为他们做了什么。"

每次小组治疗开始的时候都会进行放松练习和引导性形象化练习。从生理学角度讲，这些练习会使神经系统平静下来，使实现意识平静下来，而参与者则会以更轻松、反应不那么强烈的方式进行康复。当所有参与者都聚集在圣约家园的会议室时，每个人找到一块地方，安静地坐下，闭上眼睛。我的博士生洛恩（Lorne）——他曾与韦弗夫妇在沙漠中的青年之家一起工作——会关掉荧光灯，类似于许多用于放松和冥想的神秘传统，用一个藏传佛教的音钵，为练习定下基调。

当整个空间充满共振，我们的团队要求年轻人们专注于深呼吸，先吸满腹部，然后到胸腔，再完全吐出来。从本质上说，这一过程可以使人平静下来，通过使用声音也会产生一种同步反应，类似于雅各布·格林伯格和安德鲁·纽伯格研究中的脑电波同步反应。音钵的振动模式导致参与者的脑波与声波以一种深度放松的模式同步，相当于快速动眼期（REM）1号周期中的西塔（θ）波。

接下来这部分练习会带着他们更深入地体验灵性。年轻人被指引着以形象化的方式敞开心扉，感受爱自然地流进他们的心中，并不断地堆积，直到他们感觉自己已充满了爱；然后，他们从自己的心把爱发送给圈子里的某个年轻人。这种传递和接收爱的体验建立了一种觉醒的联结。然后，在感受爱的地方，他们闭着眼睛，被要求在脑海中描绘出他们的更高自我，超越了我们拥有或没有的，我们实现或没有实现的那部分自我。这是我们的纯粹本质，我们的核心存在，没有被我们的错误或缺失玷污，也没有被我们的行为或他人对我们的行为玷污。我们让他们想象当前自我从更高自我那里接收到的爱意。对许多人来说，要对自我产生积极的爱是很困难的。因为在赋予爱的过程中，会出现很多负面的核心信念——伤害、孤立或感到毫无价值。但随着时间的推移，他们越来越善于接受和回报爱，越来越认为自己天生善良、值得被爱，也越来越能意识到自己与他人的联系和共鸣。

当这些年轻人体验了与更高的自我以及彼此之间毫无障碍的共鸣时，他们的变化也是显而易见的，甚至在项目的早期就出现了变化。几周后，兰迪似乎不那么生气了，也不再封闭自己。他说，他觉得自己有更多的"水"可供支配——他确实在水边花了更多的时间，下班后沿着哈德逊河散步，而且他有更多的方法来平息愤怒之火。到了第九周，他告诉我们他想试着修复和女朋友的关系。他说他打算请求她的原谅，并表达自己对她的爱和关心。

当参加下一次小组治疗时，兰迪欢快无比，脊背挺得很直，眼睛里光芒满溢。他的女朋友原谅了他，他们的关系又回到了稳固状态。这是他第一次积极地解决冲突，也是他第一次通过表达爱和情感脆弱而不是愤怒来处理冲突。

但第二周，他的愤怒再次爆发。收容所里其他没有参加团体治疗项目的人挑起了一场战斗，并煽动兰迪也加入其中。当他正准备殴打他人时，一位小组治疗成员设法劝说他并阻止了这场争斗。在接下来的一次治疗中，我们讨论了这次冲突爆发的原因，以及该如何避免这种暴力事件经常发生。这些年轻人谈到，来自外部的环境压力和要求很容易破坏他们好不容易才取得的进步。他们说经常感觉自己像是水桶里的螃蟹，每个人都阻止其他人逃跑。他们还说，他们慢慢懂得，愤怒和暴力文化让自己感到很有顺从的压力，而克服这种压力是很重要的；敞开心扉，发送和接收爱，建立和维持觉醒的联结是多么重要。

"那个家伙，"一个年轻人反应强烈，指着坐在房间对面的一个年轻人说，"我们过去互相憎恨，因为我们所在的帮派是相互对立的。但现在，他是我的兄弟，我们彼此爱护。当我们今天做形象化练习时，我向他发送了爱。"他捶了一下胸膛。对面那个男子也捶了一下胸膛回应他。能让这些强壮却冷漠的年轻人慢慢变得可以推心置腹，拥有互相宽恕、互相尊重、互相爱护的深厚情谊，这种力量真是不可思议。

到治疗项目结束时，参与者的痛苦症状、抑郁和普遍焦虑水平都显著降低，他们的整体人际关系明显改善。参与者们来参加治疗项目时都处于分离、愤怒和与他人乃至整个世界对立的情感中。他们经历了一个觉醒的过程，让自己以一种不同的方式存在于世间，甚至与敌对帮派成员或他们一直疏远的人有了一体感和联系。

上次我们见到兰迪时，他被升为复印店的经理，正是在团体治疗课程开始时他工作的店。他在临床诊断量表上的分数从临床显著水平下降到非临床水平，他说他的愤怒情绪"从天花板落到了地板"。

"还有更多变化，"他说，"猜猜我星期天给谁打电话了，我妈妈。我好久没和她说话了，但我打电话祝她母亲节快乐。"

一遍又一遍——从南达科他州的汗屋仪式到俄罗斯的法官办公

室，从同步反应研究到韦弗夫妇的 28 个"儿子"——我都有同样的发现：觉醒的关系具有改变和治愈的作用。我们不再感到与他人的对立，或是处于竞争、孤立和愤怒之中，而是感到我们有无限多的选择来处理周围的关系。生活和实验室的情况都揭示了一件事：我们都被爱的网络联结在一起，生活本身用爱拥抱我们。

而且，我也深感极度的疲倦，菲尔和我都是如此。10 个月来，莉亚没有完整地睡过一个晚上。我们的休息时间被切得七零八落。以赛亚才 2 岁多一点，还在蹒跚学步，但性格急躁，像野孩子一样。莉亚已经可以爬了，过不了多久，她和以赛亚就都能满地乱跑了。我已经筋疲力尽，一个人要保证两个小家伙不离开视线，要防止他们被玻璃弹珠噎住，我的大脑累坏了。菲尔也非常累了，累到他离开家去开车，就只是为了开车，能在没有噪音、没有需求、没有打扰的情况下，让注意力放松一下，看到更开放广阔的地方。

一天下午，菲尔开车出去了，孩子们正在地毯上搭积木，我母亲从波士顿打来电话。

"我做了一个梦，"她说，"你的汽车后座上有三个汽车座椅。"

我笑了。第三个孩子？我花了 5 年时间才怀上莉亚，而且我们怎么再养一个孩子？看来我唯一能休息的时间就是在咖啡馆排队的时候了。如果我没在工作，只要我清醒着，每隔一段时间，我的脑袋里就不停地在说着话，让我保持状态：举起你的手，打开水龙头，把锅装满水，放在炉子上，把面条从盒子里拿出来。在回家的路上，我得竭尽全力才能避免开车撞上中间隔离带。

然而，虽然疲劳缩小了我的视野，但我的孩子们直接引导我实现了觉醒的意识。他们引导我产生了最高昂、最愉悦的爱——不仅是给他们的爱，而且是和他们在一起的爱，也是通过他们才能产生的爱。他们把我和更强大的力量联系起来了。

献给所有的生命。我对以赛亚和莉亚充满敬畏——他们是深邃而美丽的存在，让我感到温暖。不仅如此，他们的存在和意识具有特殊的含义。正像阿赫特伯格研究中的土著治疗师一样，我的孩子们是使我产生共鸣和同步反应的终端。他们的感知能力唤醒了我的感知。就像那天我们把以赛亚带回家，让他坐在河边，而他伸出手邀请我们分享他看到的奇观一样。或者有时候，我躺在床上，莉亚在我身边，她看着我，眼神充满一种盲目崇拜的爱，我都觉得自己的爱配不上她的凝视。然而，爱我的孩子教会了我一点，我们都值得被爱——爱是我们与生俱来的权利。我们就是这样被塑造出来的，要发送和接收爱。精疲力竭是真的，但我们也得到了巨大的指引和爱，也建立了相互之间的联系以及超越彼此的联系。疲惫并不是阻挡我前进道路的一堵墙，而是通向比我所知的更大、更深刻的东西的入口。

那天晚上，当我突然醒来，本能地听着莉亚的哭声，屋子里静悄悄的。我听到菲尔的呼吸声，外面河流的流水声。然后，黑暗的房间似乎打开了。我能感觉到神圣而深邃的存在即将来临。首先是一种令人敬畏又光芒四射的存在，然后是那种曾经两次拜访过我的深刻、强烈的存在感。

你想让我来吗？它说。

和以前一样，我的反应是迅速而直接的，就像呼吸一样自由、自然。

"是的，非常愿意。"我说。

菲尔要我来吗？它说。

如果我用我的头脑回答，如果我列出赞成和反对的条目，在他的眼皮底下权衡这件事在我们心中的利弊，我可能会停下来。但我用我的心回答。"非常愿意。"我说。

光辉消失了，我的心平静了下来。菲尔醒来转向我时，我几乎要睡着了。在那几个月里，我们太累了，很少能互相接触。但那天晚上他醒了，来到我身边。

第二天早上，我正试图不让以赛亚靠近狗的水碗，并擦去高椅上溅出来的牛奶和奶酪时，我深深地感觉到了——我们的第三个孩子已经在路上了。

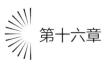 第十六章

觉醒的心

　　一颗觉醒的心给了我们另一种可能性——做出决定并寻求解决方案，为个人和共同利益服务。

我们的第三个孩子莉拉，从出生的那一天起，就显露出镇定自若的性子。她天性坚韧、务实。在她出生后，我们在医院休养，其间菲尔来看我们，显得有些不知所措，家里的两个孩子已然乱作一团，再加一个即将回家的新生婴儿，场面只会更加混乱。

"嗯，你看起来休养得不错。"他抱怨道，然后在病房里踱来踱去，说道："我去喝杯咖啡。"然后怒气冲冲地离开了。

"哦，莉拉，"我看着她那红润的小脸说，"我们该怎么办？"

她毫不犹豫地回头看，好像在说："嘿，我们很棒！"

她没有生气。她是家里唯一一个能把菲尔从沮丧中摇醒的人——她会模仿菲尔沉闷、深思和自我批评的情绪，噘起嘴唇，认真地摇摇头，说"不，不，一点也不好"，直到菲尔大笑起来。莉拉天生感受敏锐，能洞悉光明与黑暗，能分辨好与坏，然后选择积极的一面。她无所畏惧，脸上总是洋溢着一种快乐、无拘束的微笑，这种微笑令人移不开眼睛。

2014年3月，加里·韦弗去世，莉拉陪我去参加葬礼。我们在犹他州炎热沙漠中的一个小镇，教堂里有数百人来参加他的葬礼。尽管教堂的后门已经大大地敞开了，但仍然没有足够的空间。莉拉站在我旁边，穿着一件褶边连衣裙，里面套着她所谓的"动作短裤"，她朝后跪在座位上，肚子紧贴着长椅的靠背。

"妈妈，"她边说边打量着房间，"这里来了很多人。"

"是的，"我说，"加里对很多人的生活有着举足轻重的影响。"我问她是否记得加里和科琳在康涅狄格州拜访我们的时候。当时他们专心地听着莉拉讲她幼儿园同学的故事，后来加里拿出口琴，在我们跳舞时为我们伴奏。

上次我把莉拉带到犹他州的沙漠时，她毫不畏惧地冲出去爬上了拱门国家公园里的那些拱门，倒挂在约12米高的倒扣结构上，她在广袤的沙地上四处游走，我不得不在她脖子上挂了一个哨子，以便在茫茫沙漠中找到她。她是一个天生的冒险者——夏季在河里游泳，独自一人光着脚穿过我们家附近岩石众多的高山，当她发现"秘密堡垒"里可能住着一只狐狸时，她会非常激动——但我却觉得她之所以能在沙漠中生活得自由自在，主要因为她曾和加里与科琳在这里一起度过一些美好的时光，他们的生活方式深深改变了她。加里总是说上帝在沙漠里。

现在，教堂的前两排坐着加里和科琳收养的28名年轻人，法庭将这些年轻人交给他们夫妇抚养成人，引导他们走向正轨。他们现在大多三四十岁了，成了丈夫、父亲、教师、环境学家、治疗师或商人。如果没有加里·韦弗的干预，他们可能至今仍然在监狱中苦苦挣扎，过着与世隔绝的监禁生活；而现在，他们发展出了良好的人际关系，也为社会做出了贡献，对社区也有着深远持久的影响。我以前的研究生洛恩也坐在他们中间。

回到洛恩还是一名博士生时，我们通过与哥伦比亚大学合作的脑电图研究，发现了通过深化灵性而康复的抑郁症病人会发出 α 波——与冥想僧侣在某些修行活动中发出的波相同。我很好奇这个自然界中还有哪些地方能发现这种波，于是我请洛恩帮忙寻找。我曾问他："自然界中有什么东西——一棵树，一片叶子，一种动物，可以迸发出 α 波？"洛恩一周后带着灿烂的微笑出现在我的办公室。"α 波无处不在。"他说。他向我展示了早在 1893 年开始的研究，这些研究考察了现在被称为舒曼共振（Schumann resonances）的东西，这是地球电磁场频谱中极低频的一组频谱峰值。地球表面和它上方的电离层，形成了如同空心球般的 α "共振腔"，容纳着电磁波的震荡。高振幅的 α 波无处不在。在冥想或祈祷的大脑中，以及在痛苦时手牵手的男人和女人之间所产生的，与天地融为一体的 α 波。我们通过大脑与大脑的耦合部位来感知自己与人类同胞的共同点，这也是我们感知与上帝、自然或宇宙合一的部位。所有这些统一意识的形式，从一个点变成一个波的形式——无论是与人、自然，还是与更高的力量共享——都涉及 α 频率的能量。当我们觉醒时，我们会与大自然同频共振，即刻获得重生。

加里·韦弗教导我们，宇宙是有意识和爱的，他示范了一种与这种共鸣相一致的生活方式——如何通过爱与归属感来获得转变，如何重建我们彼此之间的关系。

葬礼仪式结束时，28 名抬棺人站起来抬棺。我们聚集在外面，周围是棕色、黄色、橙色和粉红色的山脉。其中一个抬棺人，也是加里的养子，向我讲述了他是如何与加里相识相知的："随着我慢慢成长，我越来越无法忍受家里的氛围。那里充满恶语辱骂，我每天都感觉很躁郁。我骑一整天自行车，只为了离家远一点。但我愿意停在这所房子外面，因为我总能听到里面充满笑声和音乐。这就是加里的房子。他会吹口琴，有时我骑着自行车来，就会在外面驻足一个小时，我做梦也没想到几年后加里会收养我。"

加里告诉我和无数其他人，我们有一个内在的仪器，它有许多频道；我们的内在意志练习像天线一样，帮助我们进入意识和爱的世界。当我们这样做的时候，我们就不会那么沮丧、上瘾、焦虑，而是具有更紧密的联结。一颗觉醒的心是我们与所有生命合一的基础。

只有在觉醒意识中生活，人际关系才会是相互的。通常我们看待他人的视角是看他们怎样帮助或伤害我们。我们做出的决定往往是单方面的，也是出于私利的。而一颗觉醒的心给了我们另一种可能性——做出决定并寻求解决方案，为个人和共同利益服务。

鲍勃·查普曼（Bob Chapman）是巴里·韦米勒公司的董事长兼首席执行官，该公司的总部位于圣路易斯，提供制造技术与服务。他向我们展示了他的商业领导力是如何发展的——以及他的成功是如何加速实现的——当他开始怀着觉醒的心来发挥领导力。

查普曼接受的是他所谓的非常传统的商业教育——印第安纳大

学的会计学学士，密歇根大学的工商管理硕士。在普华永道工作两年后，1969 年来到巴里·韦米勒公司——职业生涯的前半段他都在践行着从商学院中学到的事情：利用他人获得个人成功。

查普曼说："如果我需要一名工程师或接待员，那么我付钱给他们做一份工作。我可能对他们很好，但当我不再需要他们时，就让他们离开公司以降低成本和提高利润，因为这是我们唯一的措施。"

他的重大转变发生在科罗拉多州阿斯彭的一场婚礼上，当他看着朋友带着他的宝贝女儿走过婚礼通道时。

"就是这个时刻让我受到了冲击。"查普曼说，"在世界各地为巴里·韦米勒工作的员工超过 12000 人，我一直把他们看作企业成功的关键，他们是工程师、会计师、装配工、机器操作员、督办员——但在那一刻，我觉醒了，我意识到他们每个人其实都是某个人的宝贝孩子，就像那天结婚的年轻姑娘和小伙子一样。作为一名领导者，我的角色是帮助巴里·韦米勒的员工在我的关心下发现、发展、分享并欣赏自己的天赋。"

然而，这个国家的绝大多数人——88%——觉得他们所在的公司不关心他们。查普曼说："我们逐渐意识到，团队成员在工作中受到怎样的待遇，对他们在家里如何对待配偶和子女的影响很大。"

他的觉醒可以用一句简单的话来概括："我想让人们回家时，内心是充实和满足的，知道他们自己是谁，并且他们所做的事情很重要。"

他现在对自己的角色的看法大不相同了，他管理员工不是为了自己的成功，而是努力创造人力资源价值，使之与经济价值协调发展。这是他作为领导希望实现的愿景："我们是怎样改变人们的生活的，就是怎样衡量成功的。"

当他父亲去世时，查普曼接管了这家公司，公司当时濒临破产。银行纷纷撤资，他面临着巨大的挑战。他向财务副总裁提出了一个计划：寻找并购机会和新产品，这样他们就可以在更好的市场上建立更美好的未来。财务副总裁说："是的，好主意，鲍勃。但是有一个问题。我们没有钱。"但查普曼没有受限于资金或经验的缺乏，而是努力寻找机会，让处于挣扎时期的业务实现多样化的发展。

"当你没有钱时，你会买什么？"他说，"就是其他人都不想要的业务，人们基本放弃的业务。"

他收购了一些在表面上看似破产的公司。两年后，他在伦敦证券交易所进行了一次大规模成功的 IPO（首次公开募股），超额认购了 35 倍。20 世纪 90 年代初，哈佛商学院（Harvard Business School）就这一戏剧性转变撰写了一份案例研究。

这是一个经常充满巨大挑战的时代，为成长带来了机遇。2008年金融危机期间，新订单稀少，积压的 3000 万美元订单突然被搁置，查普曼面临着危机，需要采用传统的裁员方式来弥补骤降的收入。

"没有一位首席执行官喜欢裁员，让员工离职，但我们需要努力满足投资者的利润预期。"查普曼说，"但我们也知道，如果我们大幅裁员，整个城镇都会受到影响，于是我们扪心自问，'如果一个家庭成员陷入危机，一个有爱心的家庭会怎么应对？'他们会齐心协力，每人自告奋勇地分担一点痛苦，这样就不会有人独自承受所有的痛了。"于是查普曼把自己的年薪降到了一万美元——这是他大学毕业后的起薪。他要求公司里的每个人都休一个月的无薪假期。这样，每个人都能保住自己的工作，而不是通过裁员来削减成本，这进一步验证了他在努力创造的关爱文化。

出乎意料的事情发生了。因为员工收获了满满的安全感和来自公司的关心，他们开始自发地互相关心，一些人主动多休一两周无薪假期，以便其他人能够继续工作。

"我们没有要求人们做'利他'的事情，"查普曼说，"但是关心是会互相影响的。"人们愿意放弃那个月的薪水去帮助一个团队成员。公司经受住了非同寻常的经济挑战，同样重要的是，鲍勃和团队的应对方式证实了他们的关心。

植根于关爱的公司文化与争取利润并不冲突。在查普曼的领导下，巴里·韦米勒已经从一家市值 1800 万美元的公司成长为一家完成了 115 多项收购、市值 30 亿美元的全球性公司。2017 年，查普曼被集团提名为美国排名第三的首席执行官。自 1997 年以来，该公司股价的复合增长率已远远超过 10%。

与内在的联结感和内在价值相比，外在的成功标准显得微不足道。随着公司的迅速发展，巴里·韦米勒的成功故事也在全美商界广为传颂，但查普曼还是不忘告诉他的牧师："你知道，我不确定我是否相信上帝。"他的牧师毫不犹豫地看着他说："鲍勃，好消息是，他相信你。"

鲍勃微笑着回答说："我以为我在这里是为了验证上帝的存在。"但事实截然相反，他被深深震撼住了，他能理解无条件的爱了。对下属而言，他肩负起了重任，变得负责又有担当。

查普曼被唤醒的无条件的爱是全球不同传统和文化中灵性的重要组成部分。2016 年，我获得了一笔慷慨的私人资助，用于研究灵性的几个维度，我的团队——翻译和数据采集设计工作由博士生克莱顿·麦克林托克（Clayton McClintock）和艾尔莎·劳（Elsa Lau）担任——开始研究印度、中国和美国的 5500 名参与者。我们的参与者代表了世界上信仰人口最多的传统宗教——基督教、伊斯兰教、印度教、佛教——也代表非宗教人士、世俗人文主义者和福音派，我们发现人们有五种共同的灵性表型（spiritual phenotypes）：

1. 利他主义（Altruism）

2. 爱人如己（Love of Neighbor as Self）

3. 天人合一感（Sense of Oneness）

4. 神圣超越的实践（Practice of Sacred Transcendence）

5. 遵守道德准则（Adherence to Moral Code）

在种种人类文化之中，我们发现灵性生活的表现形式非常生动多样，可以用不同的语言、故事和符号进行讲述，并在纪念典礼、宗教仪式、超验实践和其他神圣的聚会等方式中有所体悟。

这种灵性生活的丰富多样性，有 2/3 源自我们的灵性贡献，这些贡献是通过代代相传的教导和环境学习而积累的。我们的研究考虑到了灵性的各种表现形式，并使我们更清楚地了解到，遗传作用对我们共有的灵性能力有着 1/3 的贡献。这五种普遍的表型阐明，尽管灵性的形成受到不同文化和传统的影响，但灵性感知的位置却是与生俱来的。最终，我们得以在深层次上跨越所谓的信仰传统界限，借由"心灵感知"共享和感受深层次的精神体验，是因为我们都有着相差无几的灵性大脑。

我们的研究已经表明，灵性深深地存在于我们的天性、大脑和内心当中。现在我们有了一种更具描述性的方式来定义灵性的含义。6 号病区的患者们在临时赎罪日仪式上的表现，纽黑文的年轻人在自然或祈祷中经历了超越的时刻，圣约家园的年轻人与他们更高的自我连接，伊利安娜在父亲去世后的重新定位，凯瑟琳在离婚后的重获新生。每个人都在挖掘自己普遍的、与生俱来的灵性意识。

一旦我们确定了五种普遍的灵性表型，我便想知道我们是否可以更具体地了解大脑中的灵性。每一种表型都能映射到一个特定的神经关联上吗？考虑到觉醒的大脑的整体结构优势，我们能否确定在五种表型中，哪一种最能保护大脑免受皮质变薄和抑郁的影响？

我们再次与默纳·韦斯曼合作，研究她精心制作的纵向数据库，这次我们研究了 70 多名年龄在 22 ～ 63 岁之间的成年人，他们是在原始数据库中抑郁和非抑郁女性的第二代和第三代后人。

在研究进行的第 30 年，韦斯曼的团队对每位参与者的左、右半脑都再次进行了磁共振扫描，这意味着我们可以观察到，随着时间流逝，大脑结构如何与个人灵性和抑郁症状相关。我们用与灵性表型对应的调查问题，给每个参与者的五种表型各打了一个"灵性表型因子分数"，并研究了大脑精神区域的皮质厚度、抑郁症的症状和诊断及其和表型因子分数之间的联系。

我们得到了一个重要的发现。在受试者中，抑郁风险高、又对前两种表现型（利他主义和爱人如己）感觉较强的人，其大脑皮质的厚度有所增强——也就是说，抗抑郁的结构性保护作用增强了。（在天人合一感中也观察到了这种现象，但并不稳定）。在抑郁症低风险人群或与其他灵性表型相关的人群中，则没有在神经系统中发现同样的增强效果。

更具体地说，利他主义和爱人如己与整个大脑精神网络（包括结合区域）的皮层厚度相关。这表明关系型灵性（relational spirituality）具有强大的保护作用，个人灵性强调我们对他人的承诺，也强调我们对超凡或更高力量的意识以及神人之爱是如何联结的。我们的发现触及了所有信仰传统的基石：神圣、超凡的爱相互作用、相互点燃。我们在扫描仪中看到的数据是关乎灵性的神经解剖学基础。在这里，世俗人文主义者和福音派在终极意义上相遇，共同为世界服务，人类可能以此为基石生发出更多可能。

我们发现，在抑郁症高危人群中，强利他主义型和爱人如己型的人患抑郁症的相对风险较低。这一发现意味着，关注利他主义和爱人如己的关系型灵性干预对抑郁症高危人群是有益的，这样的干预能够使他们增强韧性。更重要的是，它有望预防抑郁症状。换句话说，相对于不那么利他的人，那些利他主义和爱人如己的人在未来几年不容易抑郁，尤其是如果他们曾经患有抑郁症的话，预防效果会更加明显。如果你服用百忧解治疗抑郁症，停止服药后，几周内你有可能会再次患上抑郁症。但我们的研究表明，日常生活中的利他主义可能会治愈抑郁症。

为什么利他主义——这种对人类同胞一以贯之的公共服务——能够阻止有终生抑郁倾向的人出现抑郁症恶性循环呢？也许是因为它让人们走出孤独，重新建立联结，施助者和受助者都可以从中受益；也许是因为它使人感到自己肩负的使命，感到自己的生命受到了深深的召唤，从而可以做出深刻的贡献；也许是因为它让我们恢复了自我——恢复了最佳功能，也恢复了对生命本质的准确感知。我们从分裂的自私自利、孤立和竞争的狭隘心态中崛起，心灵由此被唤醒，让我们看到世界的本来面目。

我们不仅改变了自我，还改变了世界。我们让自我功能发挥到最佳，这对他人和地球都有好处。创造一个健康的、相互联系的大脑的方式，也促生了人类和所有生命最为紧密的联结。觉醒的大脑使我们能够看到我们与他人和地球的联系——它引导着我们，甚至要求我们支持这种联结，生活在联结状态中。利他主义本质上是我们对团结和爱的意识的一种体现形式。我们的意识和我们的存在方式统一起来，相互作用，利他主义既是我们觉醒的途径，也是觉醒的目的，鲜活地表达了我们对彼此的重要性。

这也许就是觉醒的大脑的最大启示：建立一个更好的世界是我

们与生俱来的天性。对每个人有利的东西也是对我们每个人最好的东西。

当我们激活利他主义时，我们就激活了对个人健康和繁荣至关重要的神经功能——也对所有人的健康和繁荣都至关重要。当我们向他人和所有生命敞开心扉时，每个人都会受益。

国际特奥会主席、美国著名的肯尼迪家族成员蒂姆·施莱弗（Tim Shriver）分享了他的个人经历，即一颗觉醒的心是如何帮助他将分裂感转变为合一感的，以及精神上的合一感是如何影响他现在的工作和行动的。

对立感和分裂感在他生命的早期就开始了，在他的两个叔叔约翰·肯尼迪和罗伯特·肯尼迪被暗杀后，他无法再体验到游戏、和谐和团结的感觉，取而代之的是"令人震惊的、经久不愈的、无法处理的悲伤和丧失"的感觉。他不知道怎样平静地面对丧失。

当他在城市开展自己的教育事业时，这种分裂感还在继续。他在工作中想要帮助的许多孩子都曾深受伤害，他们痛苦且悲伤。

"如痴如狂，"他说，"因为我觉得我们有很多共同点。看起来我是一个富有的白人孩子，受过大学教育，拥有金钱和特权，表面上看我当然是天之骄子。但在情感上，我和那些孩子们一样，晚上在街上闲逛，不想上学，不知道如何与这个世界和平共处，不谙世事。"

但他不知道如何帮助他们——以及他自己——治愈这种置身事外、毫不相关的感觉。"我只是一直告诉他们不要听取自己内心的声音，"施莱弗说，"我会告诉他们，'做你的家庭作业，更努力地学习，更积极进取，提高你的成绩。我可以帮你在郊区买一个可以放两辆车的车库和一栋房子。还有，该死的，做你的家庭作业。'他们不停地告诉我，'不，你撒谎。做作业不会产生我所期待的结果，甚至一点都不沾边。'他们是对的。这是对孩子们所撒的谎言，也是对我们所有人撒下的谎言。"

25 岁时，他失恋了，心碎不已，想在纽黑文找一个住的地方，因为他之前的舍友们结束了法学院和建筑学院的学习，搬到了纽约和波士顿。圣马丁·德波雷斯教堂的牧师邀请他在自己的教区租一个房间。

他参加了教区的活动，帮忙端送食物和打扫卫生。一天晚上，一位教区居民向他介绍了一本关于定心祈祷的书，主要讲的是我们每个人的内心都是一体的。

"去揭示、接触并接受已经存在的合一性？"施莱弗说，"这对我来说是完全陌生的。"

但他很好奇。一天晚上，他独自坐在礼拜堂里，除了祭坛上的灯外，所有的灯都熄灭了，他闭着眼睛，试着在这个空间里保持沉默。在经历了一段似乎漫长久远但可能只有三四分钟的时间后，他睁开眼睛，便立刻被圣马丁祭坛后的落地壁画迷住了。壁画上的圣马丁是一位有色人种修行者，他在修道院受到了恶劣的对待。在壁画中，他在寺院外面，用寺院的残羹剩饭救济穷人。施莱弗完全被震撼了。

"首先，这位圣人只是一个普通人。他所做的只是做他自己；

他没有做什么伟大而惊天动地的事，也没有用我一直认为我应该做事的方式去完成任何事情。这既是非常悲哀的——我为他所经历的屈辱和拒绝感到难过——也是巨大的解放。他死后数百年，成了一位圣人。是什么原因使他成为圣人呢？不是因为他赚了多少钱。他不必做任何非凡的事，他只要敞开心扉，做那些赋予他爱和正义的工作，不管这些事有多么简单。如果他有些剩菜剩饭布施，他就布施。这就够了。"

在那一刻，施莱弗说他感到了一种自由——一种他从来不知道的、无法寻求的自由。这是一种合一的感觉，一种他待在那个小教堂里感到的安全感，他感到一条新的道路为他打开了。成为一名教师，一名倡导者，一个完整的人。他不再想为自己或学生赢得认可和成功，而是有了一个新的目标：看到每个学生的天赋，专注于唤醒每个孩子的良善和光明。

在接下来的几年里，施莱弗确信，这次在决心和注意力上的转变，实际上对所有的教育者和孩子都有帮助。他与同事们共同发起教育领域的社会和情感学习运动——努力培训教师和孩子们的自我觉知能力，培养同理心，练习正面决策，并开发每个孩子的主观能动性和权力感，同时保有每个孩子的尊严。后来，他一路高歌猛进，担任了国际特奥会的董事会主席，并致力于超越他所谓的"他者化"——羞辱、内疚、替罪开脱、使他人受辱——我们大多数人都无意识地在这么做，并以此来获得安全感和归属感。

他说，他的灵性觉知中最一致的一个维度，是他认识到他还是经常出错——他经常无法拥抱合一性，错过温暖完整的体验。

在最近的一次德国之行中，他和时任德国总理安吉拉·默克尔（Angela Merkel）进行了会谈，并在联邦议院发表了讲话。经过一天的听证会和新闻发布后，他与十几位同事共进晚餐。他们在一家嘈杂的餐馆里围坐一桌。施莱弗旁边坐着一位教授，对面坐着一位德国特奥会运动员。

"他是一位圣托马斯·阿奎那学者，"施莱弗说，"我很兴奋，能和他一起探讨学术议题，谈论亚里士多德和托马斯。"

运动员菲利普在用餐过程中始终保持沉默。施莱弗几次想请他加入谈话，但菲利普只是笑而不语。

用餐结束时，施莱弗站起来敬酒，感谢大家的到来。这时，他注意到菲利普静静地坐着，于是便问他是否想说些什么。

"他只是看着我。我不确定他懂多少英语，所以我再次邀请他说几句话，我慢慢地说，尽可能地保持每个音节都清晰可辨。他环视了一下房间，对每个人微笑。然后他用断断续续的英语说，'我想说一声非常非常非常非常感谢你们，在场的每一个人。非常非常感谢。'顿时我要哭出来了，感到很尴尬。语言并不是最重要的。我花了一个小时谈论了一些狗屁学术理论，这些理论只为满足我自己，让我觉得自己更重要、更有价值，因为我有能力谈论狗屁理论。而菲利普，体现了一切真正重要的东西：温文尔雅、活在当下，身为弱势人群却对每个人都充满爱。我压根儿没抓住重点。"

施莱弗说，他的工作经常让他辨别自己是否是伪君子。

"我真的相信和我坐在一起的这个智力有缺陷的人是上帝的孩子，并与任何其他形式的生命都平等吗？还是我微妙地落入了某种陷阱，相信富人、聪明人、漂亮人或技术人士高人一等？"

这是属于我们每个人的挑战：我们可以把人看作其他人，或者我们可以把所有人看作一个整体。

施莱弗说，美国正在遭受精神危机，他者化程度已使我们濒临崩溃，社会也深受其害。他呼吁进行彻底的社会变革，这种变革源于对爱和归属感的深刻体验，源于对我们彼此是谁的清醒认识，源于对正义的渴望，而这种对渴望则根植于整体性和尊严的变革力量。

"灵性的认知方式已经被二元式的认知方式粉碎，"他说，"有害的判断如此普遍，而我们几乎没有注意到。"

我们思考的角度是二元化的、分裂的。红州/蓝州，民族主义者/移民，白色/黑色，同性恋/异性恋。即便是承认和赞美个性和差异的努力，也可能变得狭隘和分裂。

"我们受限于语言和经验的二元泡沫，并由此滑向个人主义和自私自利。"施莱弗说，"你和那些认识你、喜欢你、和你想法一样的人交谈，而不与其他人交谈。这是一种对安全感和归属感的追求，但这种追求更有可能导致孤独和恐惧，而这种孤独和恐惧往往是针对其他人的。可悲的是，在生活中这种经验和语言的泡沫越是狭隘，对他人的恐惧和仇恨就会越大，也几乎不可能达成正义与和平。"

不用说，对灵性来说，没有什么是不可能的！当我们停止他者化时，疗愈才会发生——当我们找到一种语言和彼此相处的方式，使我们能够超越分裂，拥抱我们对意义、价值、联系和希望的共同渴求。这才是实现如今稀缺的公正和尊重的手段——愿意跨越分裂边界、拒绝蔑视、承认他人尊严的实践意愿。只有这样，正义才会出现。

这意味着我们承认悲伤——在我们的文化中有太多经久不愈的悲伤。施莱弗说："当我们心碎，当悲伤压倒我们，当我们因为永失所爱而感到整个世界都是无边的黑暗和孤寂时，我们必须找到说出真相、释放痛苦的方法，并在这种释放中，发现支撑我们的源泉、力量和希望。我们必须深入我们自己的灵魂，面对痛苦及其带来的恐惧和困难，并且要知道在某种程度上，在某个地方，在某种深层意义上，我们会好起来的。"

这意味着我们必须学会用新的方式说话，意味着我们的集体对话必须围绕着灵性：是什么激励你相信比你自己更伟大的东西？在你心中一直存留、涌动的最大的希望是什么？你认为自己会怎样参与到有待想象的未来世界中？

我们必须记住，只要有一个人在旁边，我们就不是孤身一人。

施莱弗说："摆在我们面前的秘密机会不仅是帮助的机会，而且是治愈的机会。不要被不安压倒。要走一条新的道路，既明智又能共同寻求正义，还不会造成新的分歧。"

一颗觉醒的心可以引导我们走向一个社会分裂和边缘化程度较低的世界——它可以治愈我们与地球的关系。

记得在莉亚和以赛亚还小，我又刚怀上莉拉的时候，一天下午，菲尔和我雇了一个临时保姆，我们一起去当地一家小餐馆吃午饭。二月的天气，天寒地冻，树木光秃秃的，脏兮兮的雪在路边堆成了小山。在离家大约一公里的地方，有个很不好走的十字路口，我看到三只一岁左右的小鹿，紧紧地挤在一起，惊恐地四处张望，我没看见它们的妈妈。我立即感到了自己与鹿的联结以及对鹿的关心，它们就像三个迷路的孩子。我担心它们还不知道该吃什么，或者树枝上没有足够的食物，就从心里给它们传递了一个信息，告诉它们：我会喂饱你们的。我的现实大脑很快质问我：它们要怎么找到你？但是第二天，它们就在那里，三只鹿就在前一天我遇见它们的地方。它们正盯着我看。我们在觉醒的心的领域建立起了联结。我强烈怀疑，无论是在它们的还是我的脑电图中都可以检测到这种联系。

来自墨尔本大学的生态治疗教授伊利亚斯·卡米奇斯（Ilias Kamitsis），在研究接触、连接自然的方式与心理幸福感和更伟大的灵性的正相关性时，发现灵性意识实际上在心理健康和我们的自然体验之间起着中介的作用。觉醒的大脑放大了我们与大自然的联系方式，并增加了我们从这种联系中获得的益处。

耶鲁大学世界宗教与生态学教授玛丽·伊夫林·塔克（Mary Evelyn Tucker）说，我们正处在人类发展的突破时刻。科学表明，我们是一个有生命的、不断进化的生物，生活在有生命的、不断进化的行星和宇宙中。例如，生物符号学的新领域研究的是森林是如何思考和交流的。无论我们关注河流、森林系统、单个细胞还是宇宙的诞生，我们都能看到整个世界和所有生物的完整画像，它们本质上是相互关联、相互作用和相互联结的。几千年来，土著人一直理解这种相互依存的关系。现在，对我们在宇宙中的地位的认识使我们有必要恢复我们的河流、森林、湿地、海岸线和退化的空间，摆脱泛滥的物质主义带来的危害，停止过度开采我们的资源。它还为我们提供了未来工作所需的希望、敬畏、奇迹和美丽——一种归属于比我们自己更强大的东西的归属感，一种我们也身处其中的感觉，一种我们对这个庞大并不断演化发展的140亿年的故事也贡献一己之力的感觉。

史蒂文·克拉克·洛克菲勒（Steven Clark Rockefeller）是洛克菲勒家族第四代成员，也是该家族中现存年龄最大的男性成员。他就是一个典型的例子，他向人们展示了一颗觉醒的心和道德领导力是如何在具体行动中相互融合并改善世界的。史蒂文的祖父小约翰·D. 洛克菲勒对他的影响很大，祖父受自由基督教信仰的指引，终生致力于慈善事业，努力抹去曾祖父——标准石油公司的创始人——身上的"强盗资本家"的形象。祖父对管理巨额财富的理解，基于家族信条中清晰地阐明的道德准则："我相信每一项权利都意味着一种责任，每一个机会都意味着一种义务，每一笔财产都意味着一种职责。"

小约翰·D. 洛克菲勒的一项主要慈善兴趣是保护自然资源，他在五个国家公园的创建中都发挥了主导作用，其中包括缅因州的阿卡迪亚国家公园和怀俄明州的大提顿国家公园——史蒂文小时候曾在这里度过夏天。

"我在大自然中的经历深深地打动了我，"史蒂文说，"也唤醒了我的一种感觉，即万物之中都有一种神圣的存在。"

提顿山脉产生了特别大的影响。1946 年，史蒂文第一次到这里时才 12 岁。两年后，他有了第一份带薪工作，在他祖父位于提顿的农场为工头工作。他 16 岁时在农场牧马。18 岁时，他在国家公园管理局（National Park Service）找到了一份暑期工作，作为护路队的四名成员之一，住在海拔约 3000 米的深山帐篷里。

史蒂文说："在壮丽的山川中生活和工作是一种快乐，这里有雪原、冰川湖、野花草地、急流、深林、驼鹿、熊和其他野生动物。"多年来，这些经历一直伴随着他，成了他过往生活的鲜活回忆，受到祖父和叔叔劳伦斯·洛克菲勒（Laurance Rockefeller）保护自然美景和生物多样性的激励，他也积极投身于环境保护运动。

史蒂文觉醒意识的另一个触发点是，他的父亲纳尔逊·洛克菲勒（Nelson Rockefeller）沉浸于关注国际事务，所以他们总是一起四处出差旅行。史蒂文尤其记得他们在非洲的那次旅行，在长达两个月的时间里游历了 14 个国家。那时，他刚读完大学三年级，而他的父亲开始认真考虑竞选总统。他们从西海岸的利比里亚出发前往南非，最后到达肯尼亚和埃及。"那是 1957 年，殖民时代即将结束。在整个非洲，人们都在渴望独立，许多人为此而积极准备着。南非仍然处于种族隔离的控制之下，民众的紧张和恐惧情绪随处可见，"史蒂文回忆道，"当我们到达开罗时，英国正准备夺取苏伊士运河的控制权，全城的武装士兵都处于戒备状态。"

与家人一起在非洲、亚洲、欧洲和拉丁美洲的旅行使史蒂文敏锐地意识到国际社会巨大的文化多样性，也意识到我们每个人要怎样才能成为人类大家庭的一部分。"这些旅行让我开始逐渐意识到这个世界——这个星球——是一个活生生的、相互依存的整体。"他说。

20世纪60年代，史蒂文在联合神学院和哥伦比亚大学攻读研究生，更加深入地理解基督教神学和伦理学以及哲学史和世界宗教史。他被神秘主义者的文字吸引，希望寻求更全面的灵性体验，于是他在20世纪70年代开始了他的教学生涯，同时也投身于禅宗冥想训练。禅宗修行者的四弘誓愿的第一句尤其打动和鼓舞他："众生无边誓愿度。"

"这个誓愿，"史蒂文解释道，"表达了所有生命是相互联系、互相同情的，这是禅宗中菩萨精神理想的核心。禅修不是寻求个人的救赎或解脱，不是个体独立于其他人之外。它要唤醒更深层的真理，即我们是一个人类大家庭，是一个有着共同命运的地球共同体，我们要保持开放的心态，培育关爱的人际关系，尽我们所能为更大的共同体的福祉做出贡献，而我们是其中互相依存的个体成员。禅宗教导我们应该努力启蒙他人，而不是只为个人幸福努力，这样我们才能更好地帮助他人，避免伤害他人。"

史蒂文被禅宗吸引，部分源于他小时候在大自然中所体验到的那种经历：与更大的生活世界的深刻联系，以及一种直觉，它是潜在的、难以言表的合一性的直觉，并且它无处不在。

这三种合一体验——大自然、国际旅行、冥想中的灵性——汇聚在一起，与史蒂文从祖父那里学到的责任感融为一体，促使他在 20 世纪 90 年代加入了《地球宪章》(*Earth Charter*) 倡议，该倡议倡导为期十年的全球范围对话，旨在推进可持续的、和平的生活方式，推进在共同伦理框架下的全球社会发展。史蒂文接受了由莫里斯·斯特朗 (Maurice Strong) 和米哈伊尔·戈尔巴乔夫 (Mikhail Gorbachev) 领导的《地球宪章》委员会的邀请，担任《地球宪章》国际起草委员会主席。参与咨询和起草过程的数百个组织和数千个人都有着不同的愿景，史蒂文与《地球宪章》秘书处的支持下，与起草委员会和委员会合作，设法提炼出大家共同的价值观和共同的目标。《地球宪章》于 2000 年发起，得到了全世界 7000 多个组织政府的支持，包括联合国教科文组织、国际自然保护联盟和多国政府。生态完整性和可持续发展是《地球宪章》的中心主题，这些目标与消除贫困、经济发展、尊重人权、民主与和平密不可分。

史蒂文在编写《地球宪章》时，还在米德尔伯里学院 (Middlebury College) 教书。他的课程中有一些涉及环境伦理和世界现状的课程。学生们会为了解到的气候变化、生物多样性的丧失、经济不平等和其他负面趋势而感到气馁和沮丧。

根据他在《地球宪章》委员会工作中的所见所闻，史蒂文会告诉学生们："你有一个选择机会。在世界各地的每一种文化中，都有富有远见的人在努力建设一个更美好的世界，他们正在发挥真正的作用。你可以只是坐在这里，一筹莫展，被源源不断的坏消息淹没，或者你可以去加入这群勇敢者。"

他会提醒学生们，我们不知道未来会如何发展。不太可能发生的事情也时有发生：苏联没经战火就垮台了，南非的种族隔离在没有血腥革命的情况下就草草收场。

"没有人能预测这些事件的转变，"史蒂文说，"如果我们屈服于绝望和冷漠，就会有可怕的事情发生，而且可怕的事情一定会发生。但是，如果我们和那些杰出人物一起开展一些创造性的运动，积极变革，未来就会充满希望。"

我们个人的健康和繁荣取决于我们觉醒的选择。我们的学校、工作场所、政府和地球的健康与繁荣也是如此。当我们以一颗觉醒的心投入到自身的关系、工作、社区和环境建设中时，我们的行为就与更大的现实相关。如果说超越实践是觉醒意识的入口，那么道德准则就是出口，我们将灵性感知能力融入生活，进行服务，做出贡献，做出的选择和决定表明我们是被引导和爱着的，我们属于彼此，我们在生命的大家庭中都是互相关联的。

20 年前，肯尼思·肯德勒博士的双胞胎研究为我早期研究觉醒的大脑开辟了道路。这在当时是一项了不起的研究，因为它表明人类的灵性能力是与生俱来的。双胞胎研究让我们对基因结构有了大致了解。研究告诉我们，随着我们的发展，我们这部分的身份认同被社会化了，并且被写在了基因里。当我们把对基因的结构性研究加入基因分型中时，我们便可以在遗传基因中识别出单个基因，这些基因对我们现在的特征以及未来将成为什么样的人都有影响。后续研究将进一步阐明表观遗传效应——这些基因如何像交响乐一般协同作用。目前，基因研究正在帮助识别这一交响乐中的特定乐器。

我们的哥伦比亚合作小组开始研究抑郁症和灵性之间可能存在的基因相关性。我们确定了四个单一候选基因，它们与大脑系统中负责抑郁症和灵性的神经递质相关，我们还在抑郁症高风险和低风险个体的子女及孙辈中评估了这些基因。结果发现多巴胺、血清素，它们的转运体之一（VMAT1）以及催产素，都与高度重视灵性或宗教特征成正相关。与联结、超验、生命活力、深层平和、幸福感相关的神经递质基因，都存在于觉醒的大脑系统中，并且与个人灵性直接相关。有趣的是，这些相同的基因与个人灵性和抑郁症都有关联，但显性与隐性方向相反，这再次表明抑郁症和灵性意识具有一些共同的生理学特征，即灵性和抑郁症之间有共同的神经基础，灵性向一边发展，抑郁症向另一边发展。

我们都有通往觉醒意识的神经线路。隐性和显性基因说明了什么？正如有些人看到的颜色更鲜艳，他们的眼睛里有更多的视杆和视锥细胞，所以有些人更容易看到觉醒意识的颜色。不要让这变成另一个要排名、要比较的事情。我们都有觉醒意识所需的东西，一扇通往广阔的个人冒险旅程的大门，一个通往更加统一、更加有爱的世界的共同门户。我们有着基本共同的神经和基因基础，而且我们每个人都有独特的觉醒生命体验，这个体验基于我们自己充满活力的感知通路。

我们对单个候选基因的研究，为肯德勒博士里程碑式的双胞胎研究带来了更为清晰的结果。他发现，对人类灵性的影响有1/3来自基因。这意味着对我们灵性的影响，有2/3来自我们如何培养自我的自然能力。**灵性觉醒更多地取决于我们如何主宰内心的生活，而不是生理上的天赋。**生物学是影响我们能力的一个要素——但它并不是决定我们命运的唯一要素。我们每个人都可以选择如何与世界交往。这可以给予我们自己，也给予每个人巨大的尊重和同情，因为我们都存在于共同的灵性世界中。我们都走在一条觉醒的道路上，一次又一次地面对新的挑战，关闭一扇门，又打开另一扇门，一直不断地朝着更大的觉醒前行。

我们有能力实现高效、创新、互联和充实的生活。我们有能力共同建设一个觉醒的社会，让学校承担起培养所有儿童灵性核心的责任，也利用好教育的一切机会。在这样的社会里，工作不只意味着在一个岗位上供职并获得一份薪水，它为我们提供了一个机会，让我们得以进一步发展自己的使命，做出我们的贡献，培养我们对他人的关怀。在这里，领导者们起身四处巡视时，会问员工们："你们的世界怎么样？今天你们的灵魂感觉如何？"在这里，践行正义要通过相互联系和爱的视角。在这里，看似不和的人也可以达成共识。在这里，我们将所有其他生物和系统视为包容的、相互关联的生命网络中一部分。在这里，我们的生命和文化的所有领域都在邀请我们使用觉醒的大脑，去体验那个更大的现实——如果大脑不觉醒，我们必然体验不到这个更大的现实。觉醒的大脑也会帮助我们将这些信息和灵感转化为服务于最高利益的决策和行动。

以赛亚与鹅

四月的一个下午，以赛亚、莉亚和莉拉刚放学回家。他们坐在厨房里的桌子旁，一边拿着马克笔画画一边吃零食。以赛亚金发碧眼，身体健壮，活泼好动，他画的人物，头发都是明亮的金黄色。莉拉自己的头发是棕色的，长度到下巴，有刘海儿。她穿着独具她风格的连衣裙和运动短裤。莉亚充满了艺术气息，温柔而专注地画着我们的大家庭，时不时微微一笑。以赛亚看上去就像莉亚的孪生兄弟，而莉拉就像一个满脸雀斑的小号的莉亚。突然，以赛亚向窗外望去，喊道："噢，不是吧！"

我朝他指的地方望去，只见迟融的河水泛起白浪，充满了河道。一群小鹅奋力与浪花搏斗，想要渡河。它们似乎在汹涌的水中很难找到方向。以赛亚冲向后门，飞快穿上靴子跑了出去，喊道："到这边来，小鹅！到这边来！"他径直走到水边，向它们挥舞手臂，想引起它们的注意。

他站在湿滑的河岸边。当他们三个还小时，我就在这里带着他们游泳，他们就像小鸭子一样排好队。也正是在这里，我们告诉以赛亚他是如何来到我们身边的。"妈妈为以赛亚祈祷，"我们跟他说，"爸爸为以赛亚祈祷，爷爷为以赛亚祈祷，奶奶为以赛亚祈祷。然后我们坐火车再坐飞机再坐汽车，接着我们跑上山，就看到了以赛亚。"我们会把他抛起来，"我们看到了以赛亚！"我们一遍又一遍地大声叫着，他就会高兴得尖叫起来。当他长大一点时，我们会指向上游温柔的波浪，说："以赛亚，你从这条河中来，你是我们的小摩西。"他会和青蛙、鸭子说话，踩着岸边的泥，唱着歌说："我是你的小摩西，是的，我是你的小摩西。"他从不怀疑自己被爱着，他属于这条河，属于我们。

直到最近的一天，我开车送他和他 8 岁的好朋友从足球训练场回家。他们在后座上窃窃私语。"妈妈，妈妈，"以赛亚突然说，"杰克说我不是犹太人，我不姓米勒，你也不是我母亲。"

我的喉咙哽塞了。"但是以赛亚，"我说，"你不记得了吗？"

"哦！"他喊道，然后转向杰克，"我是小摩西。"

他们一起低下头，激烈地耳语。

"妈妈，"以赛亚又说，这一次，他的声音里流露出真正的焦虑，"妈妈，那个抛弃我的女人呢？"

我深吸一口气，谨慎地组织语言，想要告诉他，她在生下他以后就离开了医院。我祈祷自己能为她的决定找到一个合理的解释。那是我有生以来最漫长的时刻。我呼出气后，等了一会儿，才张开嘴准备说话。但我还没来得及开口，以赛亚就说："哦，我知道，上帝在她耳边低语，说你在为我哭泣。"

就在这一呼一吸之间，他完成了转变，之前，由于实现意识，他感知到的是分裂和被遗弃；而现在，他依靠觉醒的意识感知到自己被爱，感知到这世界是充满爱的。

我在河岸上看着以赛亚，有点担心他会一脚踏空，便随时准备跑去把他拉起来。他还在叫那些小鹅。这时突然发生了一件不寻常的事情，小鹅们开始向他游去。他用鼓励的口吻喊着："过来，小鹅！"并挥动手臂。小鹅并不害怕他。他开始沿着河岸走下去，小鹅在水里跟着他，他把它们带到河里一处水浅且水流稳定的地方，在那里它们可以安全地过河。他在那里等着，直到每只小鹅都安全到达对岸。当他转身向往回走时，他的脸上挂着灿烂的笑容。

以赛亚看到这些鹅时，用的是自己觉醒的注意力、觉醒的联结和觉醒的心。当孩子们在桌子上给画着色时，我一直盯着电脑屏幕，注意力集中是自上而下的。而以赛亚却注意到了我完全忽略的挣扎着的鹅。我因时间紧迫而拼命地工作，又想赶在孩子们转移兴趣想要做其他事之前，尽可能多地完成一些工作任务，所以我没有看见鹅。而以赛亚不仅注意到了鹅，也了解了它们的困境与自己的关系。他不认为它们是完全分离的个体，而是把这些小鹅的经历与他自己建立起了联系。

我们每个人都有这种与生俱来的意识禀赋。如果这种觉醒的意识在我们成长过程中得到支持，我们就会与生活保持对话。这些富有创造力的指引、热爱和欣然接受生活的态度使我们受益良多。患有慢性抑郁的人常常会因为缺乏联结感而感到痛苦，但是天然就处于并一直保持觉醒状态的孩子，则不太容易患慢性抑郁。看着我的儿子，我猛地想起了我在 20 年前的流行病学工作。当我们觉醒了，我们患抑郁症的可能性会降低 80%。我们和我们的孩子正是这样逐步走向智慧人生的：我们与生俱来的禀赋得以保留，并被证明是有价值的。

当我们在人生中拥有了觉醒的大脑，实现模式和觉醒模式处于平衡状态，我们就能充分利用我们的自我觉知以及感知方式。觉醒的大脑是人类知识和历史的基础；唤起觉醒的意识的呼声在不同的宗教、文化和道德传统中回荡，并在全世界的艺术、音乐、人道主义服务和利他主义现象中得以回响。觉醒的大脑是我们超验和内在感知的集中地，是我们内部的点－波函数（point-wave function），提醒我们感受到指引的存在和日常生活中的神性。它可以通过广泛的行动、思考和实践来培养，通过一系列符号和语言来表达。当把这种更全面的意识和知识带给我们的家庭、社区、学校和政府时，我们就创造了一个道德性更强和可持续发展的世界——我们也从生活中获得了更多的意义和目标。这对我们自己、他人和同胞也有更长远的影响。

我对家庭的追求和对一门新的灵性科学的追求教会了我这些：每一个时刻，我们都可以选择如何看待我们自己、如何看待这个世界。我们可以在生活中追求目标和回报，迷失在忧虑和悔恨之中；我们也可以让自己觉醒，看到世界的真实构造，就像见证并帮助一匹锦缎渐渐织成，其中的每一根丝线都很重要，没有哪根线可以孤立存在。我们可以生活在孤立之中；也可以让自己觉醒，认识到所有生物之间的共识和交流，并与意识之源保持一种深层的联结。

当以赛亚走进房子时，他的脸蛋儿冻得红彤彤的。他对我咧嘴一笑："妈妈，你看到了吗？"他说："我帮助了它们，它们也跟着我走。"他飞快地给了我一个开心的拥抱，然后就跑到饭桌前和妹妹们一起吃饭了。我听到他们一起咯咯地笑着，看到他们凝视着窗外那群小鹅，蹦蹦跳跳地在对岸的草地上觅食。

我想起了 6 号病区的患者们，那是我的探索之旅开始的地方，我还想起了在那次厨房的临时仪式之后，二十多年里我遇到的所有人。从伊利安娜到加里·韦弗，从焦虑的青少年到悲伤的父母，从被边缘化的年轻人到社会变革的领导者，以及所有那些看到我们注定要看到的世界时而被疗愈的人。觉醒的大脑以及它所照亮的现实，不是属于少数幸运儿的特权，而是所有人与生俱来的权利。

致谢

本书的创作是由一个团队完成的。我要向伟大的马克·沃伦和夏恩·斯基特以及你们在兰登书屋的杰出同事们致以我最深的谢意，感谢你们将这门科学所揭示的真理引入我们社会。在当今这个面临巨大需求的时代，在这个变革的时刻，是你们的英勇果敢地引领着我们与读者携手共进。你们是我们时代的文化创造者。

从本书的构思开始，参与合作的创作者们都充满活力和创造力。他们是世界上最好的合作者，高度觉醒的创意设计师团队。创意设计的愿景、价值观和艺术敏锐度让我们分享科学的发展过程，因为科学实际上也是不断发展的；也让我们伴随着我的内在探索以及那些同行的研究者、倡议者、市政和商业领袖的内在探索，一起讲述这段发展历程。

道格·艾布拉姆斯，你以罕见的天赋和慷慨的心服务于这项崇高的事业。我们合作的每一刻都有你富有创意的远见和非凡优秀的价值观：从创造性的白板会议到拍卖会，到你带领的这支格外优秀、训练有素、真诚而充满爱意的创意设计师团队。还有，与天赋非凡的劳拉·洛夫·哈丁在一起时，她的想法和发现就不再仅限于学术界，而是让它们有机会改变人类的文化。

埃斯梅·施瓦尔·魏甘德，我的合著者，你是一位最具鉴赏力的艺术家。你的散文作品涉及多个认知层面，你的措辞恰到好处。我深深地感谢你对这门科学的热爱，感谢你用充满尊重和温柔的笔触撰写我的故事，还有书中其他人的故事，还要感谢你对更大的愿景给予同等的尊重。你完全沉浸在写作中，简直是作家中的斯坦尼斯拉夫斯基（Stanislavski）：你两次来我家，在索格塔克河湾里嬉戏玩水，旁听哥伦比亚大学的讲座，和我的父母、孩子共进晚餐，甚至开车去了"失落广场"。

雷切尔·诺依曼，你可以把一艘油轮改装成一艘运送香烟的货船。你聪明无比，总能在混乱的草稿中抓住精髓。你对出版业透彻的了解，让我们敢于直接与这个时代的文化交锋。泰·洛夫，你能力超群，对自己的使命始终有着清醒的意识，在文化转型的关键时刻努力工作。埃里克·雷曼，你是一位目光敏锐且优雅的出版律师。

我与我的研究生们合作 20 多年，贯穿了这一科学旅程。我教过的学生们，以及现在正在教的学生们，我们合作研究的成果在本书的参考文献有部分展示。在列出的文章中，你们中的许多人都是重要的合著者，这些研究来自我们实验室发表过的一百多篇期刊论文或书籍中的章节。你们中的每一个人都是重要的合作作者、合作思考者、合作统计人员、合作作家和同行者。感谢你们对真理的热爱，感谢你们拥有敏锐的目光和专业的勇气，让我们得以一起探索这个新的科学领域。

我的导师们，你们有着敏锐、清晰的目光和同样温暖的心，在我的研究尚未在科学领域和社会中找到一席之地时，你们就坚定地鼓励我。

我对你们致以我的无限敬意：马丁·塞利格曼、默纳·韦斯曼、卡罗尔·德韦克、马扎林·巴纳吉、大卫·沙弗、汤姆·詹姆斯、史蒂文·洛克菲勒、弗兰克·皮博迪和已故的苏珊·诺伦-霍克西玛。我衷心感谢哥伦比亚大学医学院的韦斯曼团队 20 年来的合作：麦娜、普里亚、康妮、马克、史蒂文、阿迪、菲尔、尤尔根、詹姆斯、卡尔以及我们深爱的已故的克雷格和弗吉尼亚。致敬合作了 4 年的杰出的耶鲁大学团队：马克、拉吉塔、艾里斯和帕特里克。

觉醒的意识亦能令领导力卓越非凡，一些伟大的人物的个人故事可以证明这一点。他们包括：史蒂文·洛克菲勒、蒂姆·施莱弗、鲍勃·查普曼、托马斯·索尔杰姆、沃尔特·福禄克和玛丽·伊夫林·塔克。你们的外部影响力推动了社会的前进。感谢你们如此慷慨地分享你们对内在意识的追求，你们拯救生命的事迹，感谢你们举起了光明的火炬，照亮我们的旅程。

我要把我最深切的感激之情献给这对永远相爱的夫妇：科琳·韦弗和已故的加里·韦弗。你们挽救了这么多人的生命，当然也包括我自己的生命。你们爱我们所有人，无论是值得的还是不值得的，正如你们所说，就因为我们是"上帝的宝贝儿女"。

谨以此书献给我们的读者，我们是为你们写了这本书。我们团结一心，身处变革的浪潮中，也是变革的弄潮儿。感谢你们为彼此提供服务，感谢你们敞开心扉，拥抱学习和成长，感谢你们对地球上所有生物的关爱和支持。

我的孩子，我的爱人：莉亚、莉拉和以赛亚。每一次都是你们打开了我们家庭灵性生活的大门。你们日常的觉醒意识是超然和内在的。因为有你们，我们的家庭得以生活在一个无限广阔的世界里，充满了爱、欢乐、活力和创造力。你们用你们觉醒的意识去给予我们这些。

妈妈、爸爸和马克，我们有一个极好的开始，现在也共同拥有一个同样精彩的人生历程。你们才是真正的恩赐。

菲利普，没有你，我不可能走完这趟旅程。

注释

前言 真相必现

p2 2017 年，6660 万美国人

Substance Abuse and Mental Health Services Administration (2018). Key substance use and mental health indicators in the United States: Results from the 2017 National Survey on Drug Use and Health (HHS Publication No. SMA 18-5068, NSDUH Series H-53). Rockville, MD: Center for Behavioral Health Statistics and Quality, Substance Abuse and Mental Health Services Administration. Retrieved from https://www .samhsa.gov/data/.

p2 31% 的成年美国人

Harvard Medical School, 2007. National Comorbidity Survey (NCS) (2017, August 21). Retrieved from https://www.hcp.med.harvard.edu/ncs/index _php. Data Table 2: 12-month prevalence DSM-IV/WMH-CIDI disorders by sex and cohort. Harvard Medical School, 2007. National Comorbidity Survey (NCS) (2017, August 21). Retrieved from https://www.hcp.med.harvard.edu/ncs/index_ php. Data Table 1: Lifetime prevalence DSM-IV/WMH-CIDI disorders by sex and cohort.

Kessler R.C., Chiu W.T., Demier O. Merikangas K.R., Walters E.E. Prevalence, severity, and comorbidity of 12-month DSM-IV disorders in the National Comorbidity Survey Replication. *Arch Gen Psychiatry.* 2005 Jun; 62(6): 617-27. PMID: 15939839.

p2 2.64 亿人患有抑郁症

World Health Organization, January 30, 2020, https://www.who.int/news-room/fact-sheets/detail /depression.

p2 在全球致残病症耗资榜上，抑郁症已位列第三

GBD 2017 Disease and Injury Incidence and Prevalence Collaborators (2018). Global, regional, and national incidence, prevalence, and years lived with disability for 354 diseases and injuries for 195 countries and territories, 1990–2017: A systematic analysis for the Global Burden of Disease Study 2017. *The Lancet.* Retrieved from https://www.who.int/news-room/fact -sheets/detail/depression.

Wang, et al. (2007). Use of mental health services for anxiety, mood, and substance disorders in 17 countries in the WHO world mental health surveys. *The Lancet* 370(9590): 84150. Retrieved from https://www.who.int/news-room/fact-sheets /detail/depression.

p2 超过 16% 的处在青少年后期的年轻人

"Major Depression," National Institute of Mental Health, February 2019. Retrieved from https:// www.nimh.nih.gov/health/statistics/major-depression. shtml.

p2 第二大死因

"Underlying Cause of Death, 1999–2019," CDC Wonder, Centers for Disease Control and Prevention, https://wonder.cdc.gov/controller/saved/D76/D91F023.

p2 共有超过 67000 名大学生参与调查

Liu, C.H., S vens, C., Wong, S.H., et al. (2019). The prevalence and predictors of mental health diagnoses and suicide among U.S. college students: Implications for addressing disparities in service use. *Depression and Anxiety* 36(1): 8–17.

p3 只有一半接受治疗的患者

Ionescu, D.F., Rosenbaum, J.F., and Alpert, J.E. (2015). Pharmacological approaches to the challenge of treatment-resistant depression. *Dialogues in Clinical Neuroscience* 17(2): 111–26;

Kato, M., Hori, H., Inoue, T., et al. (2020). Discontinuation of antidepressants after remission with antidepressant medication in major depressive disorder: A systematic review and meta-analysis. *Molecular Psychiatry,* https://doi.org/10.1038/s41380-020-0843-0.

Culpepper, L., Muskin, P., and Stahl, S. (2015). Major depressive disorder: Understanding the significance of residual symptoms and balancing efficacy with tolerability. *American Journal of Medicine* 128(9A): S1–S15.

p5 强灵性脑比弱灵性脑更健康、更有活力

Miller, L., Bansal, R., Wickramaratne, P., et al. (2014). Neuroanatomical correlates of religiosity and spirituality: A study in adults at high and low familial risk for depression. *JAMA Psychiatry* 71(2): 128–35.

第二章 空空的厨房

p26 对于索尔、丽贝卡和其他病人来说

Miller, L. (1997). "Yom Kippur on a Psychiatric In-Patient Unit. Case reports of spiritual issues and interventions in psychotherapy." In Richards, P.S., and Bergin, A.E. (1997). *A Spiritual Strategy for Counseling and Psychotherapy,* APA Press, 275–80.

第三章 暮色星辰

p44 我有了一个惊人的发现

Miller, L., Warner, V., Wickramaratne, P., and Weissman, M. (1997). Religiosity and depression: Ten-year follow-up of depressed mothers and offspring. *Journal of the American Academy of Child and Adolescent Psychiatry* 36(10): 1416–25.

第四章 一枚硬币的两面

p49 肯尼思·肯德勒博士

Kendler, K.S., Gardner, C.O., and Prescott, C.A. (1997). Religion, psychopathology, and substance use and abuse: A multimeasure, genetic-epidemiologic study. *American Journal of Psychiatry* 154(3): 322–29.

p56 我发现在青少年样本中

Miller, L., Davies, M., and Greenwald, S. (2000). Religiosity and substance use and abuse among adolescents in the national comorbidity survey. *Journal of the American Academy of Child and Adolescent Psychiatry* 39(9): 1190–97.

第五章 那个关照我的人

p75 因此在 1999 年，也就是最初研究发表两年后

Kendler, K.S., Gardner, C.O., and Prescott, C.A. (1999). Clarifying the relationship between religiosity and psychiatric illness: The impact of covariates and the specificity of buffering effects. *Twin Research* 2:137–44.

Piedmont, R. (1999). Strategies for using the five-factor model of personality in religious research. *Journal of Psychology and Theology* 27(4): 338–50.

第七章 内外一致

p95 其中一个学生叫莉迪亚·卓

Cho, L., Miller, L.J., Hrastar, M.G., and Sutton, N. (2009). Synchronicity awareness intervention: An open trial. *Teachers College Record* 111(12): 2786–99.

p95 马克·伯曼博士和他在芝加哥大学的同事们

Berman, M.G., Jonides, J., and Kapland, S. (2008). The cognitive benefits of interacting with nature. *Psychological Science* 19(12): 1207–12.

第九章 城堡与海浪

p119 在探索为何女性患抑郁症的概率是男性的两倍时

Nolen-Hoeksema, S., Wisco, B.E., and Lyubomirsky, S. (2008). Rethinking rumination. *Association for Psychological Science* 3(5): 400–424.

Lyobomirsky, S., Layous, K., Chancellor, J., and Nelson, S.K. (2015). Thinking about rumination: The scholarly contributions and intellectual legacy of Susan Nolen-Hoeksema. *Annual Review of Clinical Psychology* 11: 1–22.

p121 2004 年，美国心理协会

Spiritual Awareness Psychotherapy. DVD. American Psychological Association Psychotherapy Video Series.

p127 《精神疾病诊断和统计手册（第 5 版）》的主要作者们

Freedman, R., Lewis, D.A., Michels, R., et al. (2013). The initial field trials of DSM-5: New blooms and old thorns. *American Journal of Psychiatry* 170(1): 1–5.

p128 大约有 1/10

Pratt, L.A., Brody, D.J., and Gu, Q. (2011). Antidepressant use in persons aged 12 and over: United States, 2005–2008. National Center for Health Statistics

Data Brief, No. 76.

p128 如此高的用药率

Takayanagi, Y., Spira, A.P., Bienvenu, O.J., et al. (2015). Antidepressant use and lifetime history of mental disorders in a community sample: Results from the Baltimore epidemiologic catchment area study. *Journal of Clinical Psychiatry* 76(1): 40–44.

Mark, T.L., Levit, K.R., Buck, J.A. (2009). Data points: Psychotropic drug prescriptions by medical specialty. *Psychiatric Services*. 60(9): https://doi.org/10.1176/ps.2009.60.9.1167.

p128 怀孕期间服用抗抑郁药

Boukhris, T., Sheehy, O., Mottron, L., and Bérard, A. (2016). Antidepressant use during pregnancy and the risk of autism spectrum disorder in children. *JAMA Pediatrics* 170(2): 117–24. https://doi.org/10.1001/jamapediatrics .2015.3356. PMID: 26660917.

Lugo-Candelas, C., Cha, J., Hong, S., et al. (2018). Associations between brain structure and connectivity in infants and exposure to Selective Serotonin Reuptake Inhibitors during pregnancy. *JAMA Pediatrics* 172(6): 525–33.

p128 年轻人服用大剂量

Sharma, T., Guski, L.S., Freund, N., and Gøtzsche, P.C. (2016). Suicidality and aggression during antidepressant treatment: Systematic review and meta-analyses based on clinical study reports. *BMJ* 352: i65.

Fornaro, M., Anastasia, A., Valchera, A., et al. (2019). The FDA "black box" warning on antidepressant suicide risk in young adults: More harm than benefits? *Frontiers in Psychiatry*. https://doi.org/10.3389/fpsyt.2019.00294.

第十章 不同的人生

p142 几年后

Barkin, S.H., Miller, L., and Luthar, S.S. (2015). Filling the void: Spiritual development among adolescents of the affluent. *Journal of Religion and Health* 54(3): 844–61. https://doi.org/10.1007/s10943-015-0048-z.

Luthar, S. (2003). The culture of affluence: Psychological costs of material wealth. Child Development 74(6): 1581–93.

Rabin, Roni Caryn. Study Links Depression to Thinning of Brain's Cortex, *New York Times,* March 24, 2009.

p143 一起开发了一个长期的临床过程数据分析

Miller, L., Wickramaratne, P., Gameroff, M.J., et al. (2012). Religiosity and major depression in adults at high risk: A ten-year prospective study. *American Journal of Psychiatry* 169(1): 89–94. https://doi.org/10.1176/appi.ajp.2011.10121823.

第十一章 联通灵性

p150 2009 年，研究人员

Peterson, B.S., and Weissman, M.M. (2011). A brain-based endophenotype for major depressive disorder. *Annual Review of Medicine* 62: 461–74. https://doi.org/10.1146/annurev -med-010510-095632.

Dubin, M.J., Weissman, M.M., Xu, D., et al. (2012). Identification of a circuit-based endophenotype for familial depression. *Psychiatry Research: Neuroimaging* 201(3): 175–81. https://doi.org/10.1016/j.pscychresns.2011.11.007.

Rabin, Roni Caryn. Study Links Depression to Thinning of Brain's Cortex, *New York Times,* March 24, 2009.

p153 对于一些认为灵性和宗教非常重要的受试者

Miller, L., Bansal, R., Wickramaratne, P., et al. (2014). Neuroanatomical correlates of religiosity and spirituality: A study in adults at high and low familial risk for depression. *JAMA Psychiatry* 71(2): 128–35.

p155 我们让研究参与者进入实验室

Tenke, C.E., Kayser, J., Miller, L., et al. (2013). Neuronal generators of posterior EEG alpha reflect individual differences in prioritizing personal spirituality. *Biological Psychology* 94: 426–32.

Tenke, C.E., Kayser, J., Svob, C., et al. (2017). Association of posterior EEG alpha with prioritization of religion or spirituality: A replication and extension at 20-year follow-up. *Biological Psychology* 124: 79–86.

第十二章 觉醒的两种模式

p159 我们已经做了一整年的前期工作

Miller, L., Balodis, I.M., McClintock, C.H., et al. (2018). Neural correlates of personalized spiritual experiences. *Cerebral Cortex* 29(6): 2331–38.

p159 鉴于从青春期晚期到成年早期

Miller, L. (2013). Spiritual awakening and depression in adolescents: A unified pathway or "two sides of the same coin." *Bulletin of the Menninger Clinic* 77(4): 332–48.

Barton, Y.A., Barkin, S.H., and Miller, L. (2017). Deconstructing depression: A latent profile analysis of potential depressive subtypes in emerging adults. *Spirituality in Clinical Practice* 4(1): 1–21.

p164 总的来说，我们的研究

McClintock, C.H., et al. (2019). Spiritual experiences are related to engagement of a ventral frontotemporal functional brain network: Implications for prevention and treatment of behavioral and substance addictions. *Journal of Behavioral Addictions* 8(4): 678–91.

第十三章 整合是关键

p173 我们用 DTI 测量

Xu, J., McClintock, C.H., Balodis, I.M., Miller, L., and Potenza, M.N. (2018). Openness to changing religious views is related to radial diffusivity in the genu of the corpus callosum in an initial study of healthy young adults. *Frontiers in Psychology* 9(330): 1–8.

p173 有趣的是，一些在探索状态中

Bora, E., Harrison, B.J., Davey, C.G., et al. (2012). Meta-analysis of volumetric abnormalities in cortico-striatal-pallidal-thalamic circuits in major depressive disorder. *Psychological Medicine* 42: 671–81.

Chen, G., Hu, X., Li, L., et al. (2016). Disorganization of white matter architecture in major depressive disorder: A meta-analysis of diffusion tensor imaging with tract-based spatial statistics. *Scientific Reports* 6(21825).

Choi, K.S., Holtzheimer, P.E., Franco, A.R., et al. (2014). Reconciling variable findings of white matter integrity in major depressive disorder. *Neuropsychopharmacology* 39: 1332–39.

Jiang, X., Shen, Y., Yao, J., et al. (2019). Connectome analysis of functional and structural hemispheric brain networks in major depressive disorder. *Translational Psychiatry* 9: 136.

Liao, Y., Huang, X., Wu, Q., et al. (2013). Is depression a disconnection syndrome? Meta-analysis of diffusion tensor imaging studies in patients with MDD. *Journal of Psychiatry and Neuroscience* 38: 49–56.

Peters, S.K., Dunlop, K., and Downar, J. (2016). Cortico-striatal-thalamic loop circuits of the salience network: A central pathway in psychiatric disease and treatment. *Frontiers in Systems Neuroscience* 10: 104.

Schilbach, L., Müller, V.I., Hoffstaedter, F., et al. (2014). Meta-analytically informed network analysis of resting state fMRI reveals hyperconnectivity in an introspective socio-affective network in depression. *PLOS ONE*. https://doi.org/10.1371/journal.pone.0094973.

Cisler, J.M., James, G.A., Tripathi, S., et al. (2012). Differential functional connectivity within an emotion regulation neural network among individuals resilient and susceptible to the depressogenic effects of early life stress. *Psychological Medicine* 43(3): 507–18.

Lu, Q., Li, H., Luo, G., et al. (2013). Impaired prefrontal-amygdala effective connectivity is responsible for the dysfunction of emotion processing in major depressive disorder: A dynamic causal modeling study on MEG. *Neuroscience Letters* 523(2): 125–30.

McCabe, C., and Mishor, Z. (2011). Antidepressant medications reduce subcortical-cortical resting-state functional connectivity in healthy volunteers. *Neuroimage* 57(4): 1317–23.

p175 但是那些对经验有高度开放性的人

Antinori, A., Carter, O.L., and Smillie, L.D. (2017). Seeing it both ways: Openness to experience and binocular rivalry suppression. *Journal of Research in Personality* 68: 15–22.

p176 我们天生就有觉醒、转变和延展的能力，即使在创伤中也是如此

Tsai, J., et al. (2014). Post-traumatic growth among veterans in the USA: Results from the National Health and Resilience in Veterans Study. *Psychological Medicine* 45: 165–79.

第十四章 觉醒的注意力

p181 有大量关于正念的神经解剖学的科学研究

Zeidan, F., Baumgartner, J.N., and Coghill, R.C. (2019). The neural mechanisms of mindfulness-based pain relief: A functional magnetic resonance imaging-based review and primer. Pain Reports 4(4), doi: 10.1097/PR9.0000000000000759.

Zeidan, F., Martucci, K.T., Kraft, R.A., et al. (2014). Neural correlates of mindfulness meditation-related anxiety relief. *Social Cognitive and Affective*

Neuroscience 9(6): 751–59. https://doi.org/10.1093/scan/nst041.

Brambilla, C.A., and Serretti, A. (2010). Functional neural correlates of mindfulness meditation in comparison with psychotherapy, pharmacotherapy and placebo effect: Is there a link? *Acta Neuropsychiatrica* 22: 104–17.

Creswell, J.D., Way, B., Eisenberger, N.I., and Leiberman, M.D. (2007). Neural correlates of dispositional mindfulness during affect labeling. *Psychosomatic Medicine* 69: 560–65.

p181 在一项研究中，戒烟的人们

Janes, A.C., Datko, M., Roy, A., et al. (2019). Quitting starts in the brain: A randomized controlled trial of app-based mindfulness shows decreases in neural responses to smoking cues that predict reductions in smoking. *Neuropsychopharmacology* 44: 1631–38.

Kober, H., Brewer, J.A., Height, K.L., and Sinha, R. (2017). Neural stress reactivity relates to smoking outcomes and differentiates between mindfulness and cognitive-behavioral treatments. NeuroImage 151: 4–13.

p181 生态学家格雷戈里·布拉特曼

Bratman, G.N., Hamilton, J.P., Hahn, K.S., et al. (2015). Nature experience reduces rumination and subgenual prefrontal cortex activation. *Proceedings of the National Academy of Sciences* 112(28): 8567–72.

Bratman, G.N., Daily, G.C., Levy, B.J., and Gross, J.J. (2015). The benefits of nature experience: Improved affect and cognition. *Landscape and Urban Planning* 138: 41–50.

p182 正念和接触大自然

McClintock, C.H., et al. (2019). How spirituality may mitigate against stress and related mental disorders: A review and preliminary neurobiological evidence. *Current Behavioral Neuroscience Reports* 6: 253–62.

第十五章 觉醒的联结

p204 从 1987 年开始

Grinberg-Zylberbaum, J. (1982). The orbitals of consciousness: a neurosyntergic approach to the discrete levels of conscious experience. Central Intelligence Agency. https://www.cia.gov/library/readingroom/docs/CIA-RDP96-00792R000700130001-6.pdf.

Grinberg-Zylberbaum, J. (1981). The transformation of neuronal activity into conscious experience: The syntergic theory. *Journal of Social and Biological Structures* 4(3): 201–10.

p205 神经科学家兼研究主任安德鲁·纽伯格

Newberg, A. (2018). *Neurotheology: How Science Can Enlighten Us About Spirituality* (Chapter 11). New York: Columbia University Press. Newberg, A. (2016). *Principles of Neurotheology.* New York: Routledge (Taylor & Francis).

p206 大量的脑电图研究

Fabbri-Destro, M., and Rizzolatti, G. (2008). Mirror neurons and mirror systems in monkeys and humans. *Physiology* (American Physiology Society) 23(3): 171–79. https://doi.org/10.1152/physiol.00004.2008.

Rizzolatti, G., Fabbri-Destro, M., and Cattaneo, L. (2009). Mirror neurons and their clinical relevance. *Nature Clinical Practice* 5(10): 24–34.

p206 一项极有吸引力的研究

Goldstein, P., Weissman-Fogel, I., Dumas, G., and Shamay-Tsoory, S.G. (2018). Brain-to-brain coupling during handholding is associated with pain reduction. *Proceedings of the National Academy of Sciences of the United States of America* 115(11).

p208 珍妮·阿赫特伯格博士发现

Schwartz, S., and Dossey, L. (2012). "Nonlocality, Intention, and Observer

Effects in Healing Studies: Laying a Foundation for the Future." In Miller, L. (ed.), *Oxford University Press Handbook* (Chapter 34). New York: Oxford University Press.

　　Achterberg, J. (2002). *Imagery in Healing: Shamanism and Modern Medicine*. Boulder, CO: Shambhala Publications.

p211 投入这种爱的联结的意识

Mastropieri, B., Schussel, L., Forbes, D., and Miller, L. (2015). Inner resources for survival: Integrating interpersonal psychotherapy with spiritual visualization with homeless youth. *Journal of Religion and Health* 54(3): 903–21.

　　Schussel, L., and Miller, L. (2013). Best self visualization method with high-risk youth. *Journal of Clinical Psychology* 69(8): 1–10.

第十六章 觉醒的心

p227 五种共同的灵性表型

McClintock, C.H., Lau, E., and Miller, L. (2016). Phenotypic dimensions of spirituality: Implications for mental health in China, India, and the United States. *Frontiers in Psychology* 7(1600): 1–16.

　　McClintock, C.H., et al. (2018). Multidimensional understanding of religiosity/spirituality: Relationship to major depression and familial risk. *Psychological Medicine* 1–10. https.//doi.org/10.1017/50033291718003276.

p229 我们用与灵性表型对应的调查问题

Miller, L., Wickramaratne, P., Hao, X., et al. Neuroanatomical protection of love and altruism against depression. Submitted.

p237 伊利亚斯·卡米奇斯

Kamitsis, I., and Francis, J.P. (2013). Spirituality mediates the relationship between engagement with nature and psychological wellbeing. *Journal of*

Environmental Psychology 36: 136–43.

p237 科学表明

Swimme, B.T., and Tucker, M.E. (2011). *Journey of the Universe*. New Haven, CT: Yale University Press.

p241 《地球宪章》倡议

Earth Charter website, https://eart .org.

p243 我们的哥伦比亚合作小组

Anderson, M.R., Miller, L., Wickramaratne, P., et al. (2017). Genetic correlates of spirituality/ religion and depression: A study in offspring and grandchildren at high and low familial risk for depression. *Spirituality in Clinical Practice* 4(1): 43–63.

图书在版编目（CIP）数据

内在觉醒：关于联结、疗愈与提升复原力 /（美）
丽莎·米勒 (Lisa Miller) 著；李春梅译 . — 上海：
上海社会科学院出版社，2023
书名原文：The Awakened Brain: The New Science
of Spirituality and Our Quest for an Inspired Life
ISBN 978-7-5520-4215-3

Ⅰ.①内… Ⅱ.①丽… ②李… Ⅲ.①精神疗法—研
究 Ⅳ.① R749.055

中国国家版本馆 CIP 数据核字（2023）第 161009 号

上海市版权局著作权合同登记号：图字 09-2023-0725 号

内在觉醒：关于联结、疗愈与提升复原力

著　　者：	［美］丽莎·米勒（Lisa Miller）
译　　者：	李春梅
责任编辑：	周　霈
特约编辑：	贺　天
封面设计：	刘　哲
出版发行：	上海社会科学院出版社
	上海市顺昌路 622 号　　邮编 200025
	电话总机 021-63315947　销售热线 021-53063735
	http://www.sassp.cn　　E-mail: sassp@sassp.cn
印　　刷：	河北鹏润印刷有限公司
开　　本：	710 毫米 ×1000 毫米　　1/16
印　　张：	18
字　　数：	180 千
版　　次：	2023 年 11 月第 1 版　　　2023 年 11 月第 1 次印刷

ISBN　978-7-5520-4215-3/R·072　　　　　　　　　　定价：59.80 元